Amel Ben hamad
Nadia Kolsi
Mahdi Ben Dhaou

Infeção do trato urinário em recém-nascidos

AF534172

Amel Ben hamad
Nadia Kolsi
Mahdi Ben Dhaou

Infeção do trato urinário em recém-nascidos

clínica, diagnóstico, tratamento, prevenção

ScienciaScripts

Imprint

Any brand names and product names mentioned in this book are subject to trademark, brand or patent protection and are trademarks or registered trademarks of their respective holders. The use of brand names, product names, common names, trade names, product descriptions etc. even without a particular marking in this work is in no way to be construed to mean that such names may be regarded as unrestricted in respect of trademark and brand protection legislation and could thus be used by anyone.

Cover image: www.ingimage.com

This book is a translation from the original published under ISBN 978-620-6-72599-2.

Publisher:
Sciencia Scripts
is a trademark of
Dodo Books Indian Ocean Ltd. and OmniScriptum S.R.L publishing group

120 High Road, East Finchley, London, N2 9ED, United Kingdom
Str. Armeneasca 28/1, office 1, Chisinau MD-2012, Republic of Moldova, Europe
Printed at: see last page
ISBN: 978-620-8-25562-6

Copyright © Amel Ben hamad, Nadia Kolsi, Mahdi Ben Dhaou
Copyright © 2024 Dodo Books Indian Ocean Ltd. and OmniScriptum S.R.L publishing group

Índice

INTRODUÇÃO 2

EPIDEMIOLOGIA 3

CLÍNICA 5

BACTERIOLOGIA 10

BIOLOGIA 27

RADIOLOGIA 31

UROPATIAS MALFORMATIVAS 36

TRATAMENTO 52

EVOLUÇÃO 59

CONCLUSÃO 61

REFERÊNCIAS 69

INTRODUÇÃO

A infeção do trato urinário neonatal é uma das condições mais preocupantes em neonatologia, devido à sua frequência e potencial gravidade.

Afecta 0,1 a 1% dos nascimentos a termo e 4 a 25% dos nascimentos prematuros, com uma clara predominância masculina. [5]O diagnóstico é feito quando há leucocitúria >=10/mm3 e bacteriúria >=10 CFU/ml. Foram feitos progressos consideráveis na gestão da infeção do trato urinário neonatal, mas ainda não existe um consenso claro sobre a forma como deve ser gerida. A sua gravidade deve-se à imaturidade das defesas imunitárias do recém-nascido. As complicações mais graves a longo prazo são a hipertensão arterial, que ocorre em 26% dos casos, e a insuficiência renal, que ocorre em 10% dos casos.

A infeção do trato urinário neonatal não tem recebido muita atenção na literatura, apesar das suas caraterísticas particulares no período neonatal:

- Os sintomas clínicos não são muito específicos, estando os sinais urinários praticamente ausentes na maioria dos casos.
- Progressão rápida para septicemia
- [er]Associação frequente com uropatias malformativas, justificando investigações radiológicas sistemáticas a partir do 1° episódio
- Dificuldade em recolher urina esterilizada (população incontinente)
- O tratamento deve ser urgente, com hospitalização sistemática e início de tratamento com terapia dupla intravenosa. O objetivo do tratamento é esterilizar a urina e evitar o aparecimento de cicatrizes renais num rim imaturo que se está a multiplicar ativamente.

EPIDEMIOLOGIA

1. ASPECTOS EPIDEMIOLÓGICOS DAS INFECÇÕES DO TRACTO URINÁRIO NEONATAL :

1.1. Frequência :

A infeção do trato urinário é relativamente comum durante o período neonatal. Afecta 0,1 a 1% dos nascimentos a termo e 4 a 25% dos nascimentos prematuros (1).

Nos serviços de neonatologia, estima-se que a frequência de infeção do trato urinário se situa entre 7,5 e 15% nos recém-nascidos hospitalizados em unidades de cuidados intensivos (2) e entre 0,15 e 5,5% em todos os recém-nascidos hospitalizados (3,4).

1.2. Repartição por género :

A literatura apresenta um predomínio do sexo masculino, com uma relação sexual que varia entre 1,8 e 9 (Tabela I). Esta predominância pode ser explicada pela presença de fimose, pela frequência de uropatia e pela suscetibilidade do sexo masculino à infeção (1).

Nos bebés com mais de 3 meses e nas crianças mais velhas, as infecções do trato urinário são muito mais frequentes nas raparigas (5,6). Estima-se que a prevalência de infecções do trato urinário nos rapazes com mais de 1 ano de idade seja inferior a 0,2%, ao passo que nas raparigas da mesma idade é superior a 1% e chega a atingir 3,5%. (7)

Quadro I: Comparação das proporções entre os sexos em recém-nascidos com infecções do trato urinário em diferentes estudos

Nome do autor	Ano	Rácio entre os sexos (M/F)
Youssef (2)	2012	1.8
Bergstrom (8)	1972	2,8
Atmani (3)	2007	4,7
Lopez (1)	2007	5,3
Gérard (4)	1998	9

1.3. Repartição por idade :

A cultura de urina não deve fazer parte da avaliação tradicional da sépsis nas primeiras 72 horas de vida. Os recém-nascidos com menos de 72 horas de vida não desenvolvem ITU, provavelmente devido à baixa taxa de filtração glomerular, à baixa capacidade de concentração da urina ou à capacidade de interromper a adesão bacteriana ao epitélio urinário nesta idade (9,10).

No estudo de Atmani et al, a idade média de início dos sintomas foi de 9 dias, com uma idade média de admissão de 14 dias; no estudo de Gérard et al, a idade média de início dos sintomas foi de 11,4 dias, com uma idade média de admissão de 14 dias; e no estudo de Lopez et al, a idade média de admissão foi de 16 dias (1,3,4).

CLÍNICA

1. ASPECTOS CLÍNICOS DA INFECÇÃO DO TRACTO URINÁRIO EM RECÉM-NASCIDOS :

As infecções neonatais do trato urinário caracterizam-se por sintomas clínicos heterogéneos, inespecíficos e muitas vezes enganadores, e pela sua progressão frequente para septicemia(4,11-13).

[er]Nos adultos e nas crianças mais velhas, os sinais urinários estão em primeiro plano, ao contrário dos recém-nascidos, onde os sinais urinários podem estar ausentes (14).

O risco de sépsis varia de 4 a 7% nos recém-nascidos de termo e de 10 a 14% nos bebés prematuros, o que é raro nos adultos (15-17).

1.1. Perturbações térmicas :

Tal como nos bebés e nas crianças mais velhas, a febre é um sinal frequente de infeção do trato urinário neonatal (4,18,19). Em muitos casos, é o único sintoma inicial (20).

Numa revisão da literatura, o diagnóstico de ITU foi feito em 46% dos casos na série de Nejjari (21), em 16% dos casos na série de Gérard (4) e em 15% dos casos na série de Oukkadi (22).

Por conseguinte, deve suspeitar-se de infeção do trato urinário na presença de qualquer estado febril inexplicável no período neonatal (20).

No entanto, a febre não é constante. Pode estar ausente em cerca de 50% dos casos, ou pode mesmo ser substituída por hipotermia. A sua ausência não exclui o diagnóstico de ITU nos recém-nascidos (4,5,23).

1.2. Sinais digestivos:

Os sinais digestivos podem incluir diarreia, vómitos, distensão abdominal, dificuldades de alimentação e hepatoesplenomegalia. São comuns nas infecções do trato urinário neonatal (Quadro II).

[er]Embora possam estar em primeiro plano, sem qualquer perturbação térmica associada, podem levar a um atraso no diagnóstico e, por conseguinte, a um atraso no tratamento (24).

Quadro II: Comparação da frequência dos sinais digestivos durante a infeção do trato urinário neonatal em diferentes estudos

Nome do autor	Sinais digestivos	Diarreia	Vómitos	Inchaço abdominal	HMG	SMG	Recusa de alimentação
Gérard (4)	37	12	25	4	25	2	-
Sayah(25)	20	11,3	9,7	6,4	8,1	3,2	16,3
Oukaddi (22)	59,2	18,5	27,8	12,9	9,25	3,9	33,3
Hallab (26)	49,8	19,1	22,7	8	5,5	-	39,3

1.3. Anomalias de peso :

Para além de qualquer deficiência de ingestão alimentar ou intolerância, as anomalias de peso (perda, estagnação ou fraco aumento de peso) são altamente sugestivas de infeção do trato urinário no recém-nascido, reflectindo um processo que evolui ao longo de vários dias ou mesmo semanas (4,8,18,27).

A sua frequência varia de estudo para estudo, sendo de cerca de 6% na série de Sayeh e Soufi (21,25), 43% na série de Bergstrom (8), 61,1% na série de Oukkadi (22) e 79% na série de Gérard (4).

1.4. Icterícia :

A frequência da iterícia nas ITU varia de 6% a 26% nos vários estudos. Estima-se que seja de 6% no estudo de Gérard (4); 9,25% no estudo de Oukkadi (22); 16,3% no estudo de Sayeh (25) e 26% no estudo de Hallab (26).

Outros estudos avaliaram a frequência da infeção do trato urinário em recém-nascidos com iterícia inexplicada. No estudo de Bilgen et al, de 102 recém-nascidos com iterícia inexplicada nas primeiras duas semanas de vida, 8% desenvolveram uma infeção do trato urinário (28). No estudo de Xinias et al, a taxa de infeção do trato urinário foi estimada em 6,5% em recém-nascidos com idades compreendidas entre os 3 e os 25 dias com iterícia inexplicada (29).

Embora a relação fisiopatológica entre a hiperbilirrubinemia e as infecções do trato urinário seja ainda mal compreendida, vários autores suspeitam de uma etiopatogenia dupla: hemolítica (conversão acelerada do hemo em bilirrubina induzida pelo stress oxidativo) e retencional (invasão direta do fígado por bactérias disseminadas por via hematogénea ou linfática, agressão do fígado por toxinas bacterianas, ou anóxia celular, lesões febris, desnutrição) (30-32).

Assim, no caso de qualquer iterícia prolongada inexplicada num recém-nascido, febril ou não, é essencial realizar uma ECBU para procurar uma infeção do trato urinário (32).

1.5. Manifestações urinárias:

Embora os sinais urinários sejam menos frequentes no período neonatal, o interrogatório pode revelar hematúria, piúria, urina turva, anomalias no jato de urina como micção gota a gota ou choro incessante durante a micção (4,13). Uma revisão da literatura mostra que a frequência dos sinais urinários varia de 1,2% a 16,7% nos vários estudos (4,21,22,26).

1.6. Manifestações neurológicas :

Podem estar presentes sinais neurológicos como letargia, irritabilidade, hipotonia e hiporeactividade, mas não são específicos da infeção do trato urinário. A presença destes sinais deve levar a uma pesquisa de meningite bacteriana associada (33,34).

1.7. Sépsis :

A infeção do trato urinário é frequentemente complicada por septicemia (35), mas raramente conduz a choque sético (4,27).

No estudo de Bauer, as infecções do trato urinário foram diagnosticadas durante as avaliações de sépsis, que incluíam uma contagem sanguínea, culturas sanguíneas, exame citobacteriológico da urina e punção lombar. As culturas de urina só foram efectuadas em avaliações de septicemia realizadas após 72 horas (35).

Por conseguinte, a ECBU deve fazer parte da avaliação sistemática da sépsis a partir do D3.

Além disso, a origem hematogénica da infeção do trato urinário é muito frequente nesta idade. Por conseguinte, podem existir outras localizações secundárias: meníngea, articular e hepática (36).

BACTERIOLOGIA

1. DIAGNÓSTICO BACTERIOLÓGICO :

O papel do médico consiste em descrever rigorosamente as etapas necessárias para garantir uma recolha de dados de qualidade (37).

1.1. Desinfeção local :

A desinfeção é um passo essencial antes da colheita de qualquer amostra de urina, para garantir a máxima esterilidade.

A área periuretral é desinfectada com clorexidina ou sabão, seguida de lavagem com água esterilizada ou soro fisiológico para evitar que o antissético passe para a urina. Para os recém-nascidos do sexo feminino, a desinfeção é feita da frente para trás e para os recém-nascidos do sexo masculino não circuncidados, a desinfeção é feita após a decapagem (5,38).

1.2. Métodos de amostragem :

A urina deve ser colhida estéril e cultivada imediatamente, qualquer que seja o método de colheita. Se a urina não puder ser inoculada rapidamente, pode ser armazenada a 4°C durante 24 horas (39).

Existem vários métodos de recolha de amostras de urina:

1.2.1. Recolha de urina com um saco coletor:

O saco coletor é o método mais fácil e mais utilizado para os recém-nascidos, uma vez que estes não são capazes de urinar voluntariamente. Para minimizar o risco de contaminação, os órgãos genitais externos devem ser cuidadosamente desinfectados e o saco não deve ser deixado no local durante mais de 30 minutos.

Estudos demonstraram que o tempo médio de recolha é estimado em 40 minutos, com um máximo de 4 horas. Assim, se o recém-nascido não urinar após 30 minutos, o saco deve ser mudado e é necessária uma desinfeção local antes de inserir o novo saco (37,40).

Se a urina ficar estagnada no saco, não haverá alteração na contagem de leucócitos, mas a proliferação bacteriana será encorajada. A fiabilidade desta técnica pode atingir 85% para uma única amostra e mesmo 95% para duas amostras sucessivas. (41).

As diretrizes da Academia Americana de Pediatria (AAP) indicam que as culturas de urina colhidas por saco têm uma taxa inaceitável de falsos positivos de 88-99% e só são válidas quando dão resultados negativos. Para estabelecer um diagnóstico fiável de ITU em doentes não continentais, recomendam que a amostra seja obtida por cateterização ou punção suprapúbica (42).

Embora ativamente desaconselhada pela AAP, a colheita de urina com um saco adesivo continua a ser um método fácil, muito utilizado em França, nomeadamente nos serviços de urgência (40,42).

Este é o método de colheita preferido na Europa: dos 1129 pediatras inquiridos, 53% escolheram o saco como primeira escolha para os bebés < 3 meses e 59% para as crianças com idades compreendidas entre os 4 e os 36 meses (43) , enquanto nos Estados Unidos, 25% das amostras de 3066 bebés foram colhidas por saco, 70% por cateter, 3% por cateterização e 2% por autoadministração (44).

1.2.2. Recolha de urina com um penso :

Este método de recolha consiste em desinfetar o períneo e, em seguida, introduzir o penso na fralda do recém-nascido. A urina retida é então aspirada do penso após a micção.

Existem pensos concebidos para este fim, como o penso de recolha de urina Newcastle, mas este produto não está disponível na Tunísia. (Figura 21)

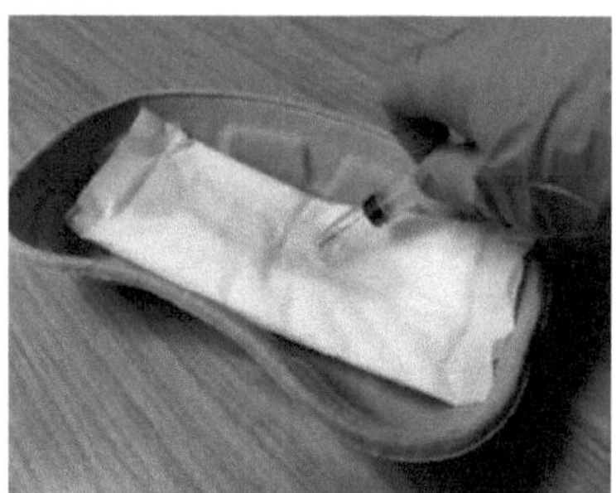

Figura 1: Bloco de recolha de urina

A probabilidade de a urina não ser colhida é muito reduzida quando se utilizam zaragatoas, com uma taxa de sucesso de amostragem de cerca de 96%. Os pais preferem este método porque exige menos esforço parental e causa pouca perturbação à criança (45,46).

As zaragatoas para colheita de urina retêm uma quantidade significativa de material celular, reduzindo assim o número de células à microscopia, mas as tiras de teste para sangue e esterase leucocitária continuam a ser fiáveis (47-50).

A contaminação pela pele ou pela flora intestinal é a principal preocupação quando se utilizam pensos para recolha de urina, devido ao contacto prolongado entre o penso e o períneo. Para reduzir este risco, foram testadas várias medidas, incluindo a utilização de alarmes sensíveis à humidade e a mudança do penso de 30 em 30 minutos. Os alarmes não se revelaram eficazes na redução da contaminação. A mudança do penso a cada 30 minutos, avaliada num ensaio aleatório controlado, resultou numa taxa de contaminação de 3%, em comparação com 29% quando um único penso foi deixado no local (41,51).

Uma comparação entre a urina recolhida com tampões e a urina recolhida com um jato mostrou que a probabilidade de contaminação das amostras era significativamente maior e que a prevalência de infecções do trato urinário era menor com os tampões.

De facto, a taxa de contaminação varia de 12,2 a 26,3% para os tampões, em comparação com 1,8 a 6,4% para os esguichos, e a prevalência de infecções do trato urinário é estimada em 1,3% para os tampões, em comparação com 2,3% para os esguichos, o que sugere que as infecções do trato urinário não são detectadas em amostras recolhidas por tampões devido à contaminação (52,53).

A presença de células epiteliais escamosas à microscopia é preditiva de contaminação na urina recolhida no jato. Ela indica a passagem da urina sobre a pele. No entanto, para a urina recolhida por tampão, a presença ou ausência de células escamosas não deve ser tida em consideração, uma vez que existe um contacto prolongado entre o tampão e a pele (53).

1.2.3. Recolha do jato de urina :

Esta técnica pode ser utilizada em qualquer idade, mas é muito mais fácil de efetuar em crianças mais velhas (45). O estudo DUTY efectuado no Reino Unido mostrou que o método de colheita varia em função da idade: para as crianças com menos de 3 anos, 26,3% das amostras foram colhidas por esguicho, contra 96,7% das crianças de 3 a 5 anos (52).

O recém-nascido é inicialmente preparado: é-lhe dada uma mamada ou um biberão para encher a bexiga. 25 minutos mais tarde, o períneo é limpo e um recipiente esterilizado é colocado sob a uretra para recolher a urina

(Figura 22). Devem ser feitos todos os esforços para evitar o contacto da pele com o recipiente da amostra (21,42,54).

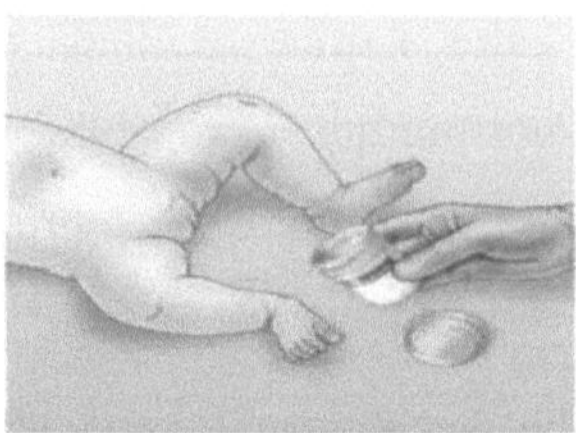

Figura 2: Recolha do fluxo de urina

A taxa de contaminação varia consideravelmente nos diferentes estudos (quadro III).

Quadro III: Comparação da taxa de contaminação da urina recolhida no fluxo de urina nos diferentes estudos

O estudo	O ano	Taxa de contaminação (%)
Macfarlane et al (55)	1999	27
Alam et al (45)	2005	14,7
Tosif et al (56)	2012	26
Ho et al (57)	2014	4,5
Teo et al (58)	2016	16-38

A colheita de urina em jato pode ser demorada, com um tempo médio de amostragem de 30,5 min. A urina é perdida em cerca de 16% das tentativas. Uma combinação destes factores pode contribuir para o insucesso da colheita, resultando no abandono deste método em 20% dos casos (59).

1.2.4. Estimulação da micção :

Os testes não invasivos dependem da micção espontânea da criança. A estimulação da micção pode encurtar o tempo necessário para a colheita de urina, deixando menos tempo para a ocorrência de contaminação.

Nos recém-nascidos, a inibição central dos arcos reflexos espinais está menos desenvolvida. A micção pode ser estimulada da seguinte forma, utilizando o método de Herreros et al: o bebé é mantido de pé, sob as duas axilas, com as pernas pendentes. O abdómen suprapúbico é batido a 100 pancadas/minuto durante 30 s, alternando com uma massagem lombossacra circular durante 30 s, com uma duração de 5 min (Figura 23).

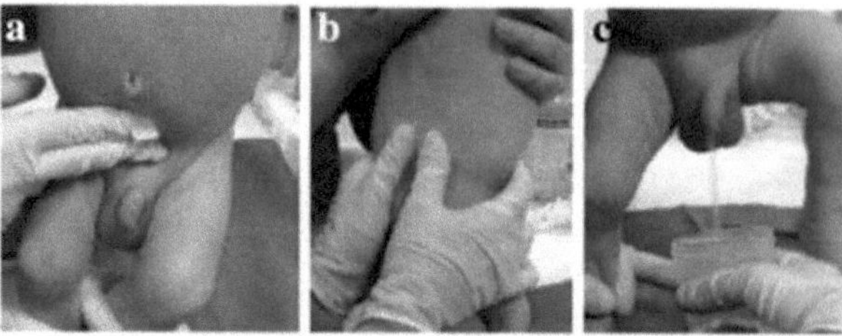

a) Tapoter l'abdomen sus-pubien b) Massage lombosacré circulaire
c) Collection des urines au jet par un flacon stérile

Figura 3: Estimulação da micção utilizando a técnica de Herreros et al.

Foi demonstrado que esta manobra promove a micção, particularmente se for efectuada 30 minutos após a alimentação (60). O uso desta técnica em recém-nascidos com menos de 7 dias de vida resultou em micção dentro de 5 minutos em 90% dos casos (61).

Quando esta técnica foi aplicada a uma população com uma idade média de 6 a 7 dias, a micção foi obtida em 86,3% dos casos com um tempo de recolha mediano estimado em 45 s (60). Numa comparação direta de recém-nascidos com menos de 10 dias de idade, 78% dos recém-nascidos estimulados urinaram em 5 minutos em comparação com 33% dos controlos não estimulados (54).

A eficácia da técnica diminui com a idade. Para os bebés com menos de 6 meses, a estimulação conduziu à micção em 49% dos casos, com um tempo médio de recolha de 45 segundos (62).

Um estudo de Valleix et al. revelou uma taxa de sucesso de 27% numa população de bebés com uma idade média de 10 meses, com um tempo de colheita de 2 minutos na maioria das tentativas bem sucedidas (63). Esta probabilidade de sucesso diminui à medida que o peso da criança aumenta (63).

Foi estudado um outro método de estimulação miccional: a técnica "Quick-Wee" de Kaufman et al (Figura 24).

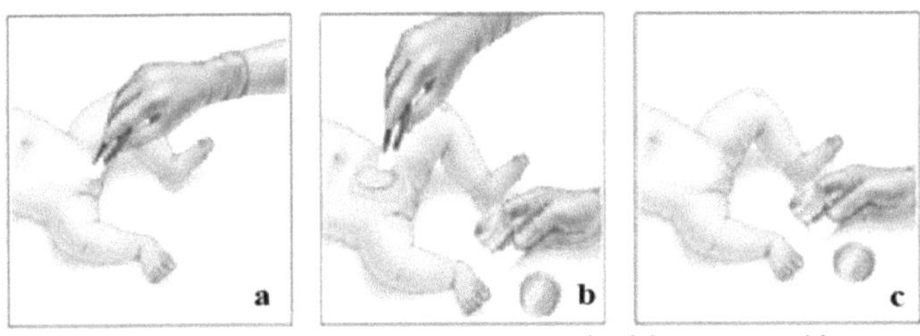

a) Désinfection b) Mouvements circulaires en sus-pubien
c) Collection des urines au jet par un flacon stérile

Figura 4: Estimulação da micção utilizando o método "Quick Wee

O primeiro passo consiste na limpeza peri-genital à temperatura ambiente. O segundo passo consiste em movimentos circulares contínuos utilizando uma compressa estéril arrefecida a 2,8°C, embebida em soro fisiológico e mantida no local por uma pinça de plástico descartável, até que ocorra a micção ou sejam atingidos 5 minutos de estimulação.

Em bebés com idades entre 1 e 12 meses, estimulados até 5 minutos, a micção foi obtida em 31% dos casos, em comparação com 12% dos controlos não estimulados (64). (64) Não foi relatada nenhuma diferença na taxa de contaminação, estimada em 27%, que é semelhante a outros estudos de amostras de jato (64). O uso de ultrassom para determinar a plenitude da bexiga antes da estimulação não alterou a taxa de sucesso da técnica em 5 minutos (65).

1.2.5. Punção suprapúbica da bexiga:

A punção vesical suprapúbica é frequentemente descrita como o padrão de ouro para a colheita de urina. É o único método que permite que a uretra seja colocada em curto-circuito, evitando assim a contaminação por bactérias que colonizam a uretra distal (42,66).

No entanto, a punção suprapúbica é também considerada o método mais invasivo e doloroso pelos médicos e pelos pais (67). Esta técnica pode ser complicada por hematúria microscópica transitória (3,6%), especialmente em crianças hipotróficas, hematúria macroscópica (1%), abcessos da parede abdominal, perfuração intestinal (0,71%) ou bacteriémia (42,68).

Numa avaliação contemporânea feita por pais e enfermeiros de recém-nascidos e bebés com menos de 60 dias, a punção foi considerada mais dolorosa do que a cateterização (68).

A localização abdominal da bexiga cheia no período neonatal torna esta técnica mais fácil de realizar neste grupo etário. Após 1 hora ou um pouco mais desde a última micção, a pele é desinfectada e a bexiga é puncionada com um pequeno cateter em ângulo de 20 a 30° em relação à vertical, na linha média, 1 cm acima da sínfise púbica. A aspiração é efectuada até se obterem alguns mililitros de urina e, em seguida, o cateter é retirado. O local da punção deve ser comprimido (69). (Figura 25)

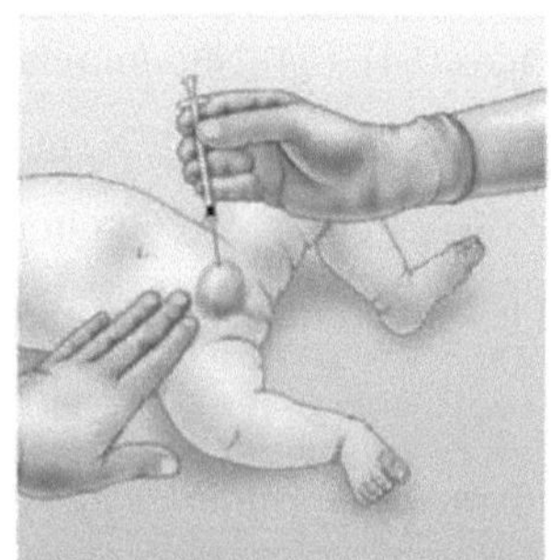

Figura 5: Punção suprapúbica

Uma abordagem guiada por ultra-sons deu bons resultados em bebés e crianças mais velhas, mas não demonstrou qualquer benefício significativo em recém-nascidos, com uma taxa de sucesso estimada de 74% para punções não guiadas em comparação com 75% para punções guiadas (42).

A infeção do trato urinário pode ser considerada no caso de qualquer crescimento bacteriano na urina colhida por punção suprapúbica, dado o baixo risco de contaminação (70). No entanto, alguns centros exigem um limiar de cultura mais baixo do que o aplicado a outros métodos de amostragem.

Os limiares recomendados pela Sociedade Italiana de Nefrologia Pediátrica (SINP): 1 × 104 ufc/ml de amostras de punção ou cateter, 5 × 104 ufc/ml de amostras de jato e 1 × 105 ufc/ml de amostras de saco (71).

A Academia Americana de Pediatria sugere que a leucocitúria deve ser combinada com um limiar de bacteriúria de 5 × 104 ufc/ml para excluir uma infeção do trato urinário, independentemente do método de colheita, em crianças com menos de 2 anos de idade, a fim de eliminar a contaminação (72).

1.2.6. Sonda vesical :

Este método consiste na introdução de um cateter vesical até se obterem algumas gotas de urina, sendo depois retirado o cateter. A recolha de urina por cateterização da bexiga evita a contaminação por bactérias que colonizam a uretra distal. Idealmente, as primeiras gotas de urina devem ser eliminadas, uma vez que é mais provável que estejam contaminadas por bactérias uretrais. De facto, uma comparação aleatória entre a colheita de amostras precoce e tardia mostrou uma maior contaminação na amostra que continha as primeiras gotas (73).

A taxa de contaminação variou de 1% a 28,6% nos vários estudos, indicando um melhor desempenho do que outros métodos não invasivos (54,56,58,74,75). No entanto, um estudo realizado por Herreros et al. em 60 lactentes com menos de 90 dias de vida, comparou amostras colhidas por jato e amostras colhidas por cateterização no mesmo doente, mostrando uma taxa de contaminação de 5% para a urina colhida por jato em comparação com 8% para a urina colhida por cateterização (76).

Embora esta técnica seja eficaz, a sua utilização deve ser evitada tanto quanto possível em crianças, especialmente em recém-nascidos, uma vez que é dolorosa, causa traumatismo uretral, particularmente em rapazes, e pode ser complicada por sépsis (66).

O National Institute for Health and Clinical Excellence (NICE) recomenda a colheita de urina em jato como método de primeira linha. Se a colheita em jato não for possível, recomenda outros métodos não invasivos como opção de segunda linha. O cateterismo vesical e a punção suprapúbica são considerados os métodos de amostragem mais exactos do ponto de vista do diagnóstico, mas só são recomendados como método de terceira linha devido à sua natureza invasiva (77).

A Academia Americana de Pediatria (AAP) exige que a urina seja colhida por cateterização ou punção para estabelecer o diagnóstico de ITU, caso se pretenda administrar antibióticos (72).

1.3. Transporte e armazenamento da urina :

Os germes podem multiplicar-se na urina à temperatura ambiente. Por conseguinte, devem ser tomadas certas precauções aquando do transporte e do armazenamento da urina.

O painel de peritos da Sociedade Americana de Microbiologia e da

Sociedade Americana de Doenças Infecciosas concordou que a urina não deve ser deixada à temperatura ambiente durante mais de 30 minutos. Deve ser mantida refrigerada (2°C a 10°C) se não for cultivada nos 30 minutos seguintes à colheita. (78)

O NICE recomenda que a urina não deve ser deixada à temperatura ambiente durante mais de 4 horas. Deve ser armazenada imediatamente no frigorífico ou utilizando um agente bacteriostático (ácido bórico) se não for possível fazer a cultura nas 4 horas seguintes à colheita.

As instruções do fabricante também devem ser seguidas quando se utiliza ácido bórico para garantir que o volume da amostra é correto e, assim, evitar qualquer potencial toxicidade para as bactérias presentes na amostra (79).

É de notar que a refrigeração não deve exceder 24 horas e não impede a lise celular. [ème]As bactérias podem ainda ser contadas de forma fiável, enquanto os leucócitos podem ser alterados a partir de 12 horas. O ácido bórico permite conservar a urina à temperatura ambiente durante 48 horas sem alterar significativamente a bacteriúria e a leucocitúria (37).

1.4. Exame citobacteriológico da urina :

1.4.1. Exame macroscópico :

Fornece essencialmente informações sobre a cor e o aspeto da urina. Este teste tem pouco valor. Uma urina turva não é necessariamente sinónimo de infeção. A turvação pode dever-se à presença de cristais. E uma urina clara nem sempre é estéril. Pode esconder uma infeção em 5% dos casos. Além disso, a coloração da urina não indica a presença de hematúria, que pode ser provocada por medicamentos como a rifampicina (37).

1.4.2. Exame microscópico direto :

O exame direto deve ser efectuado logo que a urina chegue ao laboratório, para que os resultados possam ser comunicados o mais rapidamente possível. Permite efetuar um estudo citológico e bacteriológico(66).

1.4.2.1. Exame citológico :

O exame citológico identifica e quantifica leucócitos, glóbulos vermelhos e cilindros. Pode também revelar a presença de cristais e células epiteliais.

Leucocitúria inferior a 10/mm3 ou 10.000/ml corresponde à filtração renal de leucócitos (66).

Uma leucocitúria significativa, superior a 10/mm3 ou 10.000/ml, indica a presença de um processo inflamatório no trato urinário (37).

Uma leucocitúria significativa levanta fortes suspeitas de infeção do trato urinário. No entanto, não é patognomónica.

Há situações em que uma infeção do trato urinário pode ser detectada sem leucocitúria, tais como terapia antibiótica prévia, um pH alcalino da urina, armazenamento prolongado da urina no frigorífico, uma reação inflamatória retardada, urina colhida numa fase inicial da infeção do trato urinário (38,66).

Existem outras situações em que a leucocitúria pode ser encontrada sem infeção urinária, como no caso de urina concentrada encontrada especialmente em indivíduos desidratados, irritação por cateterização urinária ou presença de cálculos renais (66).

1.4.2.2. Exame bacteriológico :

O exame bacteriológico fornece informações sobre a possível presença de bactérias, a sua morfologia, agrupamento, mobilidade e resposta à coloração de Gram.

A definição de bacteriúria baseia-se na presença de bactérias na urina. Esta bacteriúria pode indicar contaminação ou uma verdadeira infeção urinária(80).

Embora a bacteriúria quantitativa seja mais fiável do que a pesquisa direta de germes, esta última pode ser muito útil. Os seus resultados são mais bem obtidos com urina centrifugada.

Um teste direto positivo em urina centrifugada corada indica bacteriúria superior a 5x104 CFU/ml. A sua sensibilidade na urina centrifugada varia de 60 a 100% e a sua especificidade de 59 a 97% em diferentes estudos (66).

Tendo em conta a esterilidade da urina e a possibilidade de contaminação pela flora fecal ou genital, a interpretação no final do exame direto deve ter em conta os sintomas clínicos, o número de espécies presentes e a sua natureza, bem como as anomalias concomitantes no exame citológico, a fim de orientar o neonatologista na escolha do tratamento (37,80).

1.4.3. Cultura de urina :

1.4.3.1. Contagem de germes :

A cultura de urina é realizada em meios selectivos. O germe responsável pela infeção do trato urinário é isolado, contado e testado quanto à sensibilidade aos antibióticos. O resultado está pronto após 24 a 48 horas de incubação. (80)

Os critérios de Kass são utilizados para interpretar esta contagem:

Para urina recolhida num riacho,

- ^{5}Em caso de bacteriúria maior ou igual a 10 germes/ml com uma única espécie isolada ⅜ Infeção confirmada
- ^{33}Em caso de bacteriúria inferior ou igual a 10 germes/ml ⅜ Infeção invalidada (exceção: o caso de um recém-nascido sob tratamento antibiótico com uma cultura monomicrobiana inferior ou igual a 10 germes/ml)
- ^{35}Em caso de bacteriúria entre 10 e 10 germes/ml: pode tratar-se de uma infeção precoce, de uma infeção mascarada pelo antibiótico ou simplesmente de uma urina muito diluída ⅜ repetir o exame

^{42}Segundo Kass, o limiar de bacteriúria significativa é de 10 germes/ml para a urina colhida por cateterização vesical e de 10 germes/ml para a urina colhida por punção suprapúbica (5).

^{3}Os critérios de Kass abriam uma exceção para o caso do recém-nascido submetido a tratamento antibiótico com uma cultura monomicrobiana inferior ou igual a 10 germes/ml, mas não tinham em conta uma situação frequente: a presença de leucocitúria significativa sem bacteriúria, que na maioria dos casos é evidência de um processo inflamatório não infecioso, mas que pode refletir uma infeção do trato urinário decapitada pela antibioterapia (37).

1.4.3.2. Os germes envolvidos :

Uma revisão da literatura mostra que os germes mais frequentemente encontrados nas infecções do trato urinário neonatal são Enterobacteriaceae. *A E.coli* é o germe predominante em todas as séries registadas. A sua frequência varia de 48 a 81%. *A Kpneumoniae* surge em segundo lugar na maioria dos estudos, com uma frequência que varia entre 5,3 e 21,4% (4,8,21).

1.4.3.3. Testes de suscetibilidade aos antibióticos :

O teste de suscetibilidade aos antibióticos deve ser efectuado sistematicamente em casos de infeção do trato urinário, especialmente no caso do aparecimento de estirpes resistentes. A leitura demora 24 horas. O objetivo é adaptar o tratamento antibiótico.

Os antibiogramas são utilizados para estudar a ação dos antibióticos no crescimento de bactérias in vitro.

O método do disco é o mais utilizado. Permite estudar apenas a ação bacteriostática do antibiótico testado, determinando a concentração inibitória mínima (CIM). Esta CIM é depois comparada com a concentração sanguínea do antibiótico (CAP) obtida com a dosagem habitual:

- A estirpe é considerada sensível se a CIM for inferior à CSA
- Diz-se que a estirpe é intermédia se a CIM estiver próxima da CSA
- Diz-se que a estirpe é resistente se a CIM for superior à CSA

Na nossa série, todos os recém-nascidos foram submetidos a testes de suscetibilidade a antibióticos.

A sensibilidade máxima foi registada para o imipenem (97,73%), seguido da amicacina (88,64%) e da gentamicina (75%), o que está de acordo com a literatura.

A sensibilidade global à cefotaxima foi de 70,45%.

1.5. O papel dos testes de urina no diagnóstico :

O diagnóstico de uma infeção do trato urinário é suspeitado clinicamente quando estão presentes vários factores, confirmados por uma amostra de urina.

As tiras Reactivate são amplamente utilizadas no rastreio de infecções do trato urinário em adultos e crianças mais velhas. São utilizadas para testar a esterase leucocitária e os nitritos.

A urina deve ser fresca e ter estado na bexiga durante mais de 3 horas.

O tempo necessário para a leitura das tiras varia consoante o teste: o teste dos leucócitos demora 2 minutos, enquanto 30 segundos são suficientes para detetar a atividade da redutase do nitrato das enterobactérias (37,38).

A esterase leucocitária (LE) é uma enzima produzida pelos glóbulos brancos. Encontra-se na urina quando os glóbulos brancos estão activos, como no caso de uma infeção do trato urinário. Verifica-se uma elevada taxa de falsos negativos em doentes neutropénicos e em recém-nascidos e bebés muito jovens devido à micção frequente, que reduz a acumulação de LE na urina armazenada.

O nitrito é o produto da redução dos nitratos alimentares a nitritos. É produzido por enterobactérias com atividade de nitrato redutase (37,38,42).

Assim, em recém-nascidos e bebés muito jovens, as tiras não são um meio fiável de rastreio da infeção do trato urinário por várias razões:

- Micção frequente
- Dieta láctea com baixo teor de nitratos
- Pode ocorrer leucocitúria fisiológica nos primeiros dias
- Possível infeção por germes que não reduzem os nitratos a nitritos (42)

BIOLOGIA

1. MARCADORES BIOLÓGICOS DA INFECÇÃO DO TRACTO URINÁRIO :

Os biomarcadores são utilizados para vários fins:

- Diagnóstico positivo e diagnóstico da gravidade da infeção
- Acompanhamento da evolução do tratamento
- Previsão de possíveis sequelas renais

Os marcadores mais frequentemente utilizados são: Proteína C-reactiva, procalcitonina e interleucinas 6 e 8 (81).

1.1. Proteína C-reactiva (PCR):

A proteína C-reactiva (PCR) é uma proteína da fase aguda da inflamação, segregada pelas células do fígado entre 4 e 6 horas após o início da infeção, atingindo um pico entre 36 e 48 horas. (82,83).

A PCR é o marcador mais comummente disponível nos hospitais. Trata-se de um marcador validado, utilizado tanto para diagnosticar uma infeção bacteriana como para monitorizar a evolução do tratamento. (81,84)

[ème]Dada a sua cinética, a PCR não é um bom meio de diagnóstico precoce, mas foi demonstrado que a infeção pode ser excluída se um ensaio de PCR 2 após 24 horas de suspeita for negativo (81).

A PCR diminui rapidamente quando o tratamento antibiótico é ativo contra o germe responsável pela infeção. No entanto, mantém-se elevada em caso de tratamento ineficaz. A PCR é, por conseguinte, um indicador da eficácia dos antibióticos (84,85).

A PCR não é específica para as infecções bacterianas. O seu nível pode aumentar consideravelmente em doentes com infecções virais, tumores malignos, traumatismos graves e doenças auto-imunes(86,87).

Na revisão da literatura, alguns autores sugeriram a existência de uma correlação entre valores elevados de PCR e a ocorrência de cicatriz renal, mas esta correlação não foi posteriormente validada (84,88).

1.2. Procalcitonina (PCT):

Durante os primeiros dois dias de vida, a PCT pode aumentar fisiologicamente até 21 pg/l. Por conseguinte, devem ser utilizados valores de referência especiais para os bebés prematuros e os recém-nascidos com menos de 48 horas de idade. A partir do 3.º dia de vida, os valores de referência são os mesmos que os utilizados para os adultos, detalhados da seguinte forma

Interpretação da taxa :

- Se o nível de PCT for < 0,5 μg/l, a origem bacteriana pode ser excluída, exceto em casos de forte suspeita clínica, em que a PCT deve ser re-doseada 12 a 24 horas após o primeiro ensaio.
- Se o nível de PCT estiver entre 0,5 e 2 μg/l, o diagnóstico não é certo.

  A PQT deve ser re-doseada 24 horas mais tarde.
- Se os níveis de PCT > 2 pg/l, a infeção bacteriana é altamente provável
- Se o nível de PCT for > 10 pg/l, o diagnóstico de choque sético é quase certo. (89,90)

Cinética da PCT :

Durante uma infeção bacteriana, a secreção de PCT começa entre 2 e 6 horas e atinge o seu pico entre 12 e 16 horas (82).

A PCT pode ajudar no diagnóstico precoce de infecções bacterianas neonatais e na diferenciação entre infecções virais e bacterianas. Estudos demonstraram que a procalcitonina sérica tem melhor sensibilidade e especificidade do que a PCR em termos de diagnóstico precoce da sépsis neonatal, diagnóstico da gravidade da infeção e na avaliação da resposta ao tratamento com antibióticos (87,91).

Em termos de infeção do trato urinário, a gravidade da lesão renal está correlacionada com concentrações elevadas de procalcitonina no soro (92).

1.3. Citocinas: interleucina 6 (IL-6) e 8 (IL-8) :

As interleucinas 6 e 8 são marcadores de infeção bacteriana grave. Não são específicas da infeção do trato urinário.

A IL-6 é uma citocina multifuncional: é uma substância pirogénica envolvida na hematopoiese, na produção de proteínas da inflamação na fase aguda, ativa os linfócitos e aumenta a secreção de imunoglobulina A. Várias células sintetizam esta citocina, nomeadamente os macrófagos, os fibroblastos, as células endoteliais celulares e as células epiteliais tubulares renais (93).

A IL-8 é uma quimiocina com propriedades quimiotácticas para os neutrófilos. É produzida principalmente por monócitos activados, células endoteliais, queratinócitos e fibroblastos. Esta produção é induzida por lipopolissacáridos, fator de necrose tumoral (TNF-α), IL-1 e IL-2. As células mesangiais e os epitélios corticais do rim também exprimem e segregam IL-8 (94,95).

A IL-6 e a IL-8 são citocinas importantes produzidas em resposta a infecções bacterianas neonatais graves, como a septicemia, a meningite e a infeção do trato urinário (96).

Roilides et al (96) realizaram um estudo em 27 recém-nascidos com uma infeção do trato urinário, que consistiu em medir as concentrações sanguíneas e urinárias de IL-6 e 8 no início da infeção e na segunda semana de tratamento, e em realizar exames de ácido dimercapto-succínico - tecnécio 99m (DMSA) entre 10 e 90 dias após a infeção do trato urinário.

Observaram-se concentrações aumentadas de IL-6 e IL-8 na urina, mas não no soro, nas 24 horas seguintes ao diagnóstico presumido de ITU, o que indica que o trato urinário neonatal produz citocinas inflamatórias em resposta aos uropatogénios.

Todos os recém-nascidos apresentaram níveis indetectáveis de citocinas urinárias durante a segunda semana de tratamento.

Os exames com DMSA revelaram alterações pielonefréticas em 15 recém-nascidos (56%).

Estas alterações renais na cintigrafia correlacionam-se com concentrações urinárias elevadas de IL-6, mas não se correlacionam significativamente com as concentrações de IL-8.

A IL-6 pode, por conseguinte, ser utilizada como um marcador preditivo de sequelas renais.

No entanto, estes ensaios não são utilizados com frequência devido ao seu elevado custo.

RADIOLOGIA

1. INVESTIGAÇÃO RADIOLÓGICA DA INFECÇÃO DO TRACTO URINÁRIO :

A imagiologia não tem lugar no diagnóstico da infeção do trato urinário em recém-nascidos. É útil no diagnóstico de complicações e na identificação de anomalias urológicas subjacentes (97).

1.1. Ecografia renal :

A ecografia renal é o exame de primeira linha para a investigação da infeção do trato urinário nos recém-nascidos. É um exame não invasivo, não irradiante e acessível que fornece uma análise morfológica e estrutural do trato urinário:

- O rim: número e posição, contornos, biometria (espessura do córtex, dimensões das cavidades pielocalicinais, medida do diâmetro antero-posterior do pielon), diferenciação córtico-medular.
- Os ureteres: não visíveis no estado normal
- A bexiga: tamanho, espessura e aspeto da parede, ecogenicidade

(98).

De acordo com as recomendações do NICE na Suíça e no Reino Unido, todos os recém-nascidos com uma infeção do trato urinário devem ser submetidos a uma ecografia renal como rotina. A ecografia deve ser realizada à distância da infeção para garantir uma interpretação mais precisa do trato urinário. Se for realizada precocemente, pode detetar anomalias transitórias do parênquima renal causadas por edema dos tecidos ou dilatação das cavidades pielocalicinais induzida por endotoxinas bacterianas. No entanto, em caso de sépsis, globo vesical, impacto na diurese ou na função renal ou ausência de melhoria após 48 horas de tratamento, deve ser efectuada durante a fase aguda (48-72 horas) para detetar eventuais complicações infecciosas como abcesso renal, abcesso perirrenal, pionefrose, etc. ou uropatia obstrutiva. (72,79,99)

1.2. Uretrocistografia retrógrada (RUC) :

A UCR é o método de eleição para o diagnóstico do refluxo vesicoureteral. É um exame invasivo, radiante e dispendioso que permite uma classificação exacta do RVU, a identificação das válvulas uretrais posteriores e das anomalias da bexiga e dos ureteres (98). O refluxo vesico-ureteral pode ser intermitente e, consequentemente, pode não ser visualizado na RTU. Assim, uma UCR normal não exclui a presença de RVU (100).

Com base nas recomendações do NICE suíço e britânico, a UCR está indicada nos recém-nascidos em caso de infeção urinária atípica, infeção urinária recorrente, anomalias ecográficas ou história familiar de refluxo vesico-ureteral. Uma infeção urinária é considerada atípica se houver problemas hemodinâmicos, um globo vesical, se houver um impacto na diurese ou na função renal ou se não houver melhoria após 48 horas de tratamento, e é considerada recorrente se se repetir pelo menos uma vez (79,99).

A UCR deve ser realizada após a esterilização da urina, devido ao risco de infeção (24). Alguns autores apoiaram a ideia de realizar a UCR dentro de 3 a 6 semanas, uma vez que a infeção pode causar refluxo transitório, mas Craig et al, Mac Donald et al e Sanjay et al demonstraram que os resultados da UCR realizada durante a primeira semana da infeção do trato urinário não são afectados. Também demonstraram que a realização da UCR na fase aguda tem vários benefícios:

- Reduzir o número de pessoas perdidas em buscas inexploradas
- Permitir um planeamento rápido das estratégias de gestão
- Minimizar a utilização de profilaxia antibiótica enquanto se aguarda a UCR e, por conseguinte, reduzir a taxa de resistência bacteriana (101-104).

De acordo com as recomendações da Sociedade Suíça de Pediatria, uma vez indicada a UCR, esta deve ser efectuada o mais rapidamente possível, sob a cobertura de profilaxia antibiótica, se o recém-nascido ou o lactente não estiver a ser tratado com antibióticos (99).

1.3. Cintigrafia renal :

A cintigrafia é um exame não invasivo e de baixa radiação que fornece uma análise morfofuncional do trato urinário. Os dois traçadores mais utilizados são o ácido dimercapto-succínico-tecnécio 99m (DMSA) e o mercapto-acetil-triglicina-tecnécio 99m (MAG3) (39,105).

1.3.1. Cintigrafia com DMSA :

O DMSA é um marcador estático caracterizado pela sua afinidade pelo córtex renal e pela sua fraca excreção. Devido à sua lenta absorção renal, a análise de imagens efectuadas 2 a 6 horas após a sua administração permite :

- Diagnóstico da pielonefrite aguda
- Procurar cicatrizes nos rins
- Quantificação da função renal (105)

A sua utilização na fase aguda é cada vez mais rara (11). Está indicada após um episódio infecioso de 4 a 6 meses, em casos de infeção urinária atípica ou recorrente, ou em casos de anomalias ecográficas (11,98,106).

A Sociedade Europeia de Urologia recomenda duas abordagens para o diagnóstico de RVU (107):

- A abordagem ascendente, que consiste em efetuar uma UCR e depois completar com um exame DMSA se a cistografia for positiva.
- A abordagem descendente, que envolve a realização de um exame DMSA e, em seguida, UCR se o exame for positivo

1.3.2. Cintigrafia MAG3:

O MAG3 é um marcador dinâmico caracterizado pela sua captação renal e rápida eliminação urinária, permitindo avaliar a função relativa de cada rim e a permeabilidade do trato excretor (105).

èmeème A cintigrafia MAG3 deve ser efectuada a partir das 4 ou mesmo 5 semanas de idade, devido à imaturidade renal. Está indicada nas seguintes situações: (108,109)

- Diagnóstico da uropatia obstrutiva: particularmente nos casos de dilatação pielocalicial que sugerem uma síndrome de junção pielocalicial. Neste caso, pode mesmo ser efectuado antes da UCR.
- Acompanhamento da uropatia obstrutiva: O objetivo deste acompanhamento é detetar qualquer perda de função renal no mesmo lado da uropatia. Se houver uma perda estimada de 10% da função renal relativa entre dois exames, deve ser considerado o tratamento cirúrgico.
- Avaliação pré-operatória da uropatia obstrutiva para melhor avaliar o grau de obstrução
- Acompanhamento pós-operatório da uropatia operada.

1.4. Urografia intravenosa (UIV) :

O IVUS é um exame irradiante que permite tanto o estudo do parênquima renal em busca de eventuais cicatrizes retractivas como o estudo da capacidade funcional do trato urinário em caso de uropatia obstrutiva. A IVUS está cada vez menos indicada, sendo substituída pela cintigrafia, que é menos irradiante e mais sensível (22,110).

1.5. Tomografia computorizada (TC) :

A TC renal pode reproduzir fielmente a anatomia dos rins e clarificar as suas relações e vascularização. Esta informação é necessária se for planeado um procedimento de excisão (111). No entanto, o uroscanner tem pouco lugar na prática pediátrica atual devido às dificuldades técnicas envolvidas e à exposição muito elevada à radiação (22,112).

1.6. Imagem por ressonância magnética (MRI) :

A RM permite uma análise morfológica e funcional do trato urinário dos recém-nascidos, utilizando sequências rápidas e sequências obtidas após injeção de gadolínio.

As sequências rápidas são fáceis de realizar em recém-nascidos acalmados pela alimentação, sem necessidade de anestesia. Permitem estudar a morfologia do trato urinário, incluindo as unidades não secretoras. O aspeto e a localização dos ureteres são por vezes especificados.

Sequências mais longas, repetidas durante 10 a 20 minutos após a injeção de gadolínio, juntamente com a análise das curvas de realce em função do tempo, permitem avaliar a função excretora e secretora. No entanto, só são efectuadas em recém-nascidos sob anestesia geral (113,114).

Trata-se de uma técnica muito promissora, mas de difícil acesso, dispendiosa e que requer anestesia geral nos recém-nascidos, o que limita a sua utilização.

UROPATIAS MALFORMATIVAS

1. UROPATIAS MALFORMATIVAS (UM) :

1.1. Epidemiologia :

As uropatias malformativas são anomalias congénitas que afectam o rim e as vias excretoras. A sua incidência varia de 5 a 6 ‰ nos diferentes estudos a partir de 1996, mas esta estimativa subestima a verdadeira frequência das malformações urinárias porque não tem em conta as interrupções médicas da gravidez e os óbitos fetais in utero, que podem associar malformações do trato urinário em 13 a 20% dos casos, e não inclui as formas assintomáticas de UM descobertas na autópsia (115,116).

Vários estudos realizados na Tunísia relataram uma frequência hospitalar de UM estimada em 4,13 ‰ por Bouchaala (117); em 3,5 ‰ por Kahloul (115), mas a prevalência exacta destas anomalias permanece desconhecida na Tunísia (115,118).

A infeção do trato urinário é a razão mais frequente para a descoberta, e a ecografia pré-natal está a tornar-se cada vez mais eficaz no diagnóstico pré-natal (21).

A nível internacional, a taxa de rastreio pré-natal da UM é da ordem dos 60 a 70%, ao contrário dos países em desenvolvimento, onde a taxa não ultrapassa os 7%, uma vez que o número de ecografias realizadas é ainda insuficiente (115).

Uma revisão da literatura mostra que a frequência de uropatia em recém-nascidos com ITUs varia de 8% a 26%. (Tabela XX)

Quadro IV: Infecções do trato urinário em recém-nascidos e uropatias malformativas

Autor	Ano	Frequência de UCs (%)
Oukkadi (22)	2006	22
Hallab (26)	2006	26
Atmani (3)	2007	26
Sufista (21)	2012	7,5

A UM pode ser dividida em dois grupos: o refluxo vesico-ureteral, dada a sua frequência e relação com a infeção do trato urinário, e a uropatia obstrutiva.

1.2. Diagnóstico pré-natal :

O diagnóstico pré-natal das uropatias malformativas baseia-se na medição do diâmetro antero-posterior da pélvis (diâmetro da entrada pélvica). O limiar a partir do qual se considera que ocorreu uma dilatação varia de uma equipa para outra e em função do termo da gravidez (117,119,120). Por isso, várias sociedades americanas especializadas reuniram-se para estabelecer um consenso para a definição e classificação da dilatação do trato urinário, baseado essencialmente no Dap da pélvis na ecografia pré-natal (119,121):

- Dilatação de baixo risco :
  - ✓ Dap de 4 a 7 mm entre 16 e 28 semanas
  - ✓ Dap de 7 a 10 mm após 28 semanas
- Dilatação com risco acrescido:
  - ✓ Dap ≥7 mm entre 16 e 28 semanas
  - ✓ Dap ≥10 mm após 28 semanas

Em fetos de baixo risco, pode estar presente uma dilatação do cálice central, ao contrário da dilatação do cálice periférico, cuja presença aumenta o risco de uropatia. O parênquima renal deve ter espessura e aspeto normais, o ureter não deve ser visível e a bexiga deve ser normal. A presença de oligohidrâmnios inexplicáveis ou de dilatação periférica do cálice coloca o feto na categoria de risco aumentado.

Os fetos são considerados como estando em risco acrescido de uropatia pós-natal, com base num DAP de 7 mm às <28 semanas e de 10 mm às 28 semanas, ou em qualquer um dos seguintes achados: dilatação dos cálices periféricos, parênquima renal de espessura ou aspeto anormal, ureter visivelmente dilatado, bexiga anormal ou presença de oligohidrâmnios inexplicáveis.

No pós-natal, para avaliar a dilatação detectada no período pré-natal, as sociedades americanas recomendam a realização de 2 ecografias: a primeira deve ser realizada pelo menos 48 horas após o nascimento e o mais tardar 1 mês. No entanto, em casos de oligohidrâmnio, obstrução uretral, dilatação bilateral de alto grau e preocupações quanto à adesão da doente à avaliação pós-natal, a 1ª ecografia deve ser realizada nas primeiras 48 horas. A segunda deve ser efectuada no prazo de 1 a 6 meses após a primeira. Este período deve ser encurtado para 4-6 semanas no caso de dilatação de alto risco.

No final desta ecografia, teremos uma estratificação do risco:

- Baixo risco: dilatação pielocalicial central com Dap superior a 10 e estritamente inferior a 15 mm
- Risco moderado : Dilatação pielocalicial periférica com Dap >= 15mm sem envolvimento do parênquima ou da bexiga (possíveis anomalias ureterais)
- Alto risco: dilatação pielocalicial e Dap >= 15mm associada a anomalias do parênquima renal e/ou da bexiga

Esta estratificação do risco constitui a base para as modalidades de tratamento (Quadro XXI):

Quadro V: Estratégia de gestão em função do risco de uropatia

	Baixo risco	Risco moderado	Risco elevado
Monitorização por ultra-sons	1-6 meses	1-3 meses	1 mês
UCR	Decisão do médico		Recomendado
Profilaxia antibiótica	Decisão do médico		Recomendado
Cintigrafia	Não recomendado	Decisão do médico	

De acordo com a Associação Europeia de Urologia, os doentes com um diagnóstico pré-natal de hidronefrose necessitam de 2 avaliações ecográficas nos primeiros 2 meses de vida. A primeira ecografia deve ser realizada a partir de D7 de vida devido à oligúria fisiológica. A UCR é recomendada em casos de hidronefrose bilateral de alto grau, duplicação renal com hidronefrose, ureterocele, dilatação ureteral e anomalias uretrais. Noutros casos, a UCR é opcional. Quando os bebés com um diagnóstico de hidronefrose pré-natal se tornam sintomáticos com infeção do trato urinário, a UCR deve ser considerada (122).

1.3. Refluxo vesico-ureteral :

O refluxo vesico-ureteral é definido como um refluxo de urina para o ureter e/ou rim durante o enchimento e/ou esvaziamento da bexiga. Continua a ser a anomalia urológica mais comum nas crianças.

A sua incidência varia de 0,5% a 3%. A incidência aumenta para cerca de 30-40% nas crianças com uma infeção do trato urinário comprovada e documentada (123,124).

As duas principais circunstâncias em que a RVU é descoberta são a infeção do trato urinário e a hidronefrose na ecografia pré-natal. 15-21%

da hidronefrose diagnosticada no período pré-natal é causada por RVU (125,126).

A gravidade da RVU reside no facto de predispor a infecções das vias urinárias, a lesões renais que conduzem à hipertensão e à insuficiência renal terminal (122).

A gestão terapêutica baseia-se em 2 abordagens: conservadora (monitorização e profilaxia antibiótica) e interventiva (tratamento endoscópico e cirúrgico).

- Tratamento conservador :

O tratamento conservador baseia-se no entendimento de que o RVU pode resolver-se espontaneamente com a maturação da junção vesicoureteral, especialmente se o refluxo for de baixa intensidade. A resolução é de cerca de 80% para o RVU de grau I-II e de 30-50% para o RVU de grau III-V em 4-5 anos de seguimento. A resolução espontânea é baixa para o refluxo bilateral de alto grau (122,127).

A abordagem conservadora inclui a espera vigilante, a profilaxia antibiótica intermitente ou contínua e a reabilitação da bexiga em doentes com disfunção do trato urinário inferior (128-130).

O acompanhamento clínico e radiológico regular faz parte do tratamento conservador para monitorizar a resolução espontânea e avaliar a função renal. Não existe um esquema de monitorização validado e a frequência das consultas depende da escolha do médico. No entanto, parece razoável solicitar uma ecografia bianual do trato urinário combinada com uma cistografia anual e uma cintigrafia com DMSA (dependendo da ecografia e dos achados clínicos). O tratamento conservador deve ser questionado em todos os doentes com infecções recorrentes do trato urinário, apesar da profilaxia, e deve ser considerado um procedimento mais invasivo (122).

No que diz respeito à profilaxia anti-infecciosa, as moléculas mais frequentemente utilizadas são a amoxicilina e o trimetoprim para os recém-nascidos e os bebés com menos de 2 meses de idade, e o cotrimoxazol e a nitrofurantoína para os bebés com mais de 6 meses de idade, em doses únicas baixas (um terço da dose curativa), de preferência ao deitar. A utilização e a duração da profilaxia antibiótica em doentes com refluxo é outra área de grande controvérsia (129,131-133).

Enquanto alguns ensaios não demonstram qualquer benefício da profilaxia antibiótica contínua, particularmente no refluxo de baixo grau, outros ensaios demonstram que a profilaxia antibiótica contínua previne danos renais adicionais, particularmente em doentes com refluxo de grau III e IV (134-137).

A dificuldade reside na seleção do grupo de doentes que não necessita de profilaxia antibiótica. É necessário ter em conta uma série de factores, tais como a idade jovem, a ITU de alto grau, o estado de treino para ir à casa de banho, a presença de disfunção do trato urinário inferior, o sexo feminino e o estado de circuncisão masculina, todos eles factores de risco para a recorrência de ITU.

Uma abordagem prática consiste em considerar a profilaxia antibiótica até que as crianças sejam treinadas para ir à casa de banho e até que não haja disfunção do trato urinário inferior. É necessária uma monitorização ativa das infecções do trato urinário após a interrupção da profilaxia antibiótica (122).

> Tratamento endoscópico :

O tratamento endoscópico, que é minimamente invasivo e pode ser efectuado em regime de ambulatório, é cada vez mais utilizado. Consiste na injeção de materiais de dilatação sob a mucosa ureteral na junção entre a bexiga e o ureter. O agente de dilatação eleva o orifício ureteral e o ureter distal, de modo a aumentar a coaptação. O estreitamento do lúmen impede o refluxo da urina sem impedir o fluxo anterógrado da urina (122). (Figura 26)

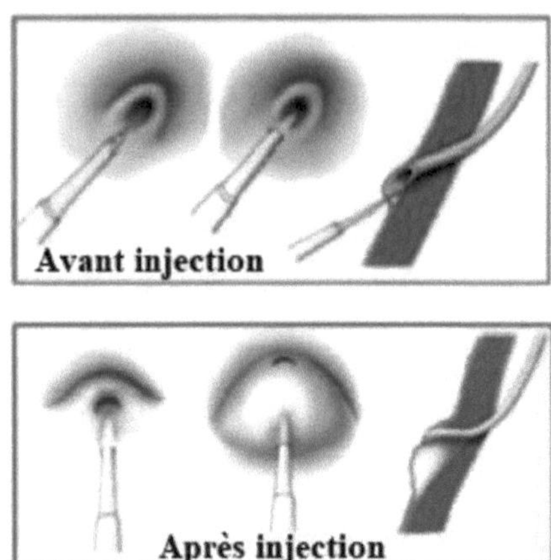

Figura 6: Tratamento endoscópico do refluxo vesico-ureteral

Foram utilizadas várias substâncias, incluindo politetrafluoroetileno (PTFE) ou Teflon, colagénio, gordura autóloga, polidimetilsiloxano, silicone, condrócitos e, mais recentemente, uma solução de dextranómero/ácido hialurónico (Deflux). O PTFE foi o mais eficaz, mas não foi aprovado para utilização em crianças devido aos potenciais efeitos adversos da migração de partículas (138,139). Embora outros compostos sejam biocompatíveis, como o colagénio e os condrócitos, estes agentes não se revelaram eficazes.

O Deflux foi aprovado em 2001 pela Food and Drug Administration dos EUA para o tratamento endoscópico do RVU em crianças.

Os primeiros ensaios clínicos demonstraram a eficácia deste agente no tratamento do refluxo (140).

Numa meta-análise (141) que incluiu 5527 doentes e 8101 unidades renais, a taxa de resolução do refluxo após tratamento endoscópico com Deflux variou consoante o grau de refluxo: 78,5% para os graus I e II, 72% para o grau III, 63% para o grau IV e 51% para o grau V.

Se a primeira injeção falhou, a taxa de sucesso foi de 68% para a segunda injeção e de 34% para a terceira. A taxa de sucesso global com uma ou mais injecções foi de 85%.

Ensaios prospectivos aleatórios recentes que compararam a eficácia do tratamento endoscópico, da profilaxia antibiótica e da monitorização simples sem profilaxia antibiótica em 203 bebés com idades compreendidas entre 1 e 2 anos com refluxo de grau III ou IV mostraram que o tratamento endoscópico teve a taxa de resolução mais elevada, estimada em 71%, em comparação com 39% para a profilaxia antibiótica e 47% para a monitorização aos 2 anos de seguimento. A taxa de recorrência aos 2 anos após o tratamento endoscópico foi de 20% (142).

O grupo de vigilância teve a taxa mais elevada de infecções do trato urinário (57%) e de cicatrizes renais (11%).

- Tratamento cirúrgico :

Em termos de eficácia terapêutica, a cura cirúrgica é o tratamento de referência para o refluxo vesicoureteral na criança, com uma taxa de sucesso média de 95% (143,144).

O objetivo do tratamento é prevenir a nefropatia de refluxo ou retardar o seu agravamento (145).

As principais indicações cirúrgicas para o RVU em crianças são as infecções recorrentes do trato urinário, a insuficiência da função renal e o refluxo vesicoureteral persistente de alto grau (127,146).

O tratamento cirúrgico consiste na reimplantação dos ureteres na bexiga. O objetivo do tratamento é restabelecer um sistema de válvulas competente através do alongamento do trajeto submucoso do ureter, de modo a que este tenha um apoio sólido do detrusor para permitir a oclusão durante o enchimento da bexiga. Para que o sistema anti-refluxo funcione corretamente, é necessário um trajeto submucoso correspondente a pelo menos 4 vezes o calibre do ureter. Além disso, o ureter deve assentar sobre uma parede muscular tónica (147).

Várias técnicas têm sido relatadas na literatura, mas a descrita por Cohen é atualmente a mais utilizada (Figura 27). Consiste em um avanço ureteral transversal trans-trigonal. O túnel submucoso se estende do meato inicial até abaixo do meato contralateral e termina no novo orifício. No caso de refluxo bilateral, os ureteres cruzam-se na linha média. Nas melhores mãos, a técnica de reimplantação de Cohen tem uma taxa de sucesso de até 98%. As complicações pós-operatórias são relativamente raras, sendo a mais grave a estenose. A técnica de Cohen permite que ambos os ureteres sejam implantados simultaneamente. A desvantagem desta técnica é a deslocação do orifício ureteral para o lado contralateral, dificultando os procedimentos endoscópicos subsequentes (124,125,146).

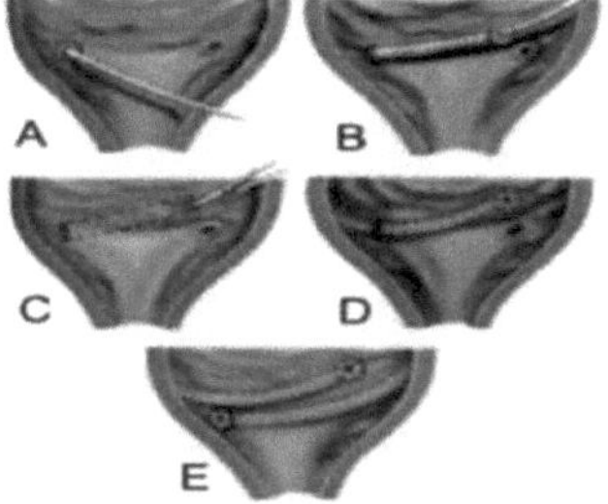

A : incision de la muqueuse périméatique.

B : dissection urétérale par voie endo-vésicale pure

C : tunnélisation sous-muqueuse

D : anastomose urétéro-vésicale

E : anastomose bilatérale croisée

Figura 7: Reimplante vesico-ureteral pelo método de Cohen

A ureterectomia combinada com a nefrectomia deve ser considerada nos casos de RVU com um rim destruído para evitar os riscos de infeção e hipertensão arterial (148).

1.5. Uropatia obstrutiva :

As uropatias obstrutivas são devidas a uma obstrução ao fluxo urinário normal que pode ser causada por uma variedade de etiologias anatómicas e funcionais.

Comum em crianças, é uma das principais causas de insuficiência renal em crianças. O tratamento baseia-se principalmente na cirurgia para restabelecer uma boa drenagem renal. As uropatias obstrutivas frequentemente descritas são (21,149):

- Síndrome da junção pieloureteral: obstrução na junção pieloureteral
- Mega-ureter obstrutivo e ureterocele: obstrução na junção vesico-ureteral

- A válvula da uretra posterior: obstrução subvesical

1.4.1. Síndrome da junção pieloureteral :

A síndrome da junção pieloureteral (PJUS) é a uropatia malformativa mais comum em crianças. É responsável por mais de 60% das anomalias urológicas descobertas no período pré-natal (21). É mais frequentemente unilateral, afectando preferencialmente o lado esquerdo, e é observada principalmente em rapazes. As crianças com síndrome de junção são geralmente assintomáticas à nascença (150,151).

As etiologias do PJUS são agrupadas em dois grupos: anomalias primárias no desenvolvimento do ureter (pólipos intra-ureterais, estreitamento do lúmen devido ao desenvolvimento anormal de colagénio na parede, ureter atónico) e compressão externa (a compressão ureteral por uma artéria polar inferior é o exemplo clássico em crianças) (152).

A ecografia mostra cálices dilatados comunicando com um pielon dilatado, associado a estreitamento na junção pieloureteral sem dilatação ureteral. Em casos graves, ocorre adelgaçamento do parênquima renal e, em casos de obstrução in utero, pode ser encontrada displasia renal, urinoma subcapsular ou ascite urinária. Os achados ecográficos a favor da displasia renal incluem hiperecogenicidade do parênquima, perda da diferenciação corticomedular e presença de quistos corticais. Um estudo concomitante do rim contralateral é essencial para determinar se a obstrução é unilateral ou bilateral, para identificar qualquer hipertrofia compensatória e para procurar outras malformações associadas ou litíase renal (151).

A presença de dilatação ureteral, duplicidade renal ou hidronefrose bilateral indica que deve ser efectuada uma UCR para procurar qualquer refluxo vesicoureteral associado ou obstrução a jusante da bexiga, como uma válvula da uretra posterior (150). A creatinina sérica também é medida (153).

A cintigrafia MAG3 é utilizada para avaliar a função renal de cada rim separadamente e para diagnosticar a obstrução (153).

A uro-modensitometria (uro-CT) pode ser solicitada para fins etiológicos, nomeadamente para procurar um vaso polar que atravesse a junção pieloureteral (154).

Estudos bioquímicos do sódio e da beta2microglobulina na urina fetal fornecem informações precisas sobre a função tubular renal pós-natal (155).

O tratamento terapêutico varia desde a ausência de tratamento até à cirurgia. Depende da fase de desenvolvimento da hidronefrose, do grau de tolerância da obstrução, da idade da criança e do grau de sepsia do trato urinário (156).

A maior parte da hidronefrose congénita regride espontaneamente sem intervenção. Num ensaio prospetivo aleatório de crianças com hidronefrose congénita unilateral com DAP > 15 mm e função diferencial superior a 40%, o DAP permaneceu estável em 33% dos casos e verificou-se uma melhoria espontânea ou resolução em 47% dos casos.

A estimativa do DAP pode orientar a estratégia terapêutica da seguinte forma:

- Um DAP inferior a 15 mm raramente se deteriora ou requer intervenção.
- Um DAP entre 15 e 30 mm requer um controlo regular.
- Uma PAD superior a 30 mm tem uma elevada probabilidade de

tratamento cirúrgico (157).

A cirurgia é indicada nos seguintes casos

- Obstrução unilateral associada a uma função renal relativa inferior a 40% da função renal global ou a um T1/2 superior a 20 minutos na cintigrafia.
- Agravamento da função renal relativa superior a 10% entre 2 controlos de rastreio.
- Agravamento da hidronefrose em vários exames de ultrassom.
- Síndrome da junção pieloureteral bilateral com obstrução grave e atrofia do parênquima (158,159).

A técnica cirúrgica de eleição é a pieloplastia pelo método de Anderson-Hynes, que consiste na excisão do segmento estenótico e, após a espatulação da extremidade ureteral, na realização de uma anastomose ampla e estanque (157).

1.4.2. Mega ureter obstrutivo:

O mega ureter obstrutivo primário é uma dilatação congénita do ureter situada a montante de um obstáculo funcional no ureter justavesical terminal, que é macroscopicamente normal com uma saída normal para uma bexiga normal, sem obstrução cervico-uretral (160,161).

Por ordem de frequência, o mega ureter é a segunda dilatação mais comum do trato urinário descoberta no período pré-natal. Esta uropatia afecta mais frequentemente os rapazes e o lado esquerdo é a sua localização preferencial. A ecografia pré-natal permitiu uma melhor compreensão da história natural das uropatias e revolucionou a sua gestão

(160).

èmeBrown et al mostraram que, antes do advento do diagnóstico pré-natal, o mega ureter ocupava o 4º lugar em termos de frequência de dilatações urinárias, depois da patologia da junção pieloureteral (22%), das válvulas da uretra posterior (19%) e da ureterocele (14%), com uma frequência estimada de 10% (162).

A confirmação do diagnóstico pós-natal baseia-se principalmente em exames radiológicos e isotópicos do trato urinário. A ecografia renal é realizada sistematicamente aos 5-7 dias de idade. O seu objetivo é confirmar a localização e a extensão da dilatação ureteral, medir o diâmetro do ureter retrovesical e da pielone e estudar o estado do parênquima renal. É necessário um acompanhamento por ecografia por volta das seis a oito semanas de idade e, posteriormente, de três a seis meses para monitorizar a evolução. A persistência de uma dilatação ureteral superior a 10 mm é um fator preditivo de cirurgia. A cintigrafia renal MAG3 efectuada a partir das seis semanas de idade permite avaliar o impacto na função excretora do rim e determinar a natureza obstrutiva ou não obstrutiva do mega ureter. A UCR deve ser efectuada sistematicamente para procurar refluxo vesico-ureteral associado, que pode piorar o prognóstico e justificar a reimplantação vesico-ureteral (163).

De um ponto de vista evolutivo, os mega-ureteres obstrutivos primários regridem espontaneamente nos primeiros 3 anos de vida ou permanecem estáveis sem comprometer a função renal em 70 a 80% dos casos, o que justifica uma abordagem conservadora como tratamento de 1ª linha. A profilaxia antibiótica pode ser necessária para proteger os rins durante o tratamento conservador. Cerca de 20% dos casos requerem tratamento cirúrgico. No estudo de Gimpel, 23% dos doentes foram submetidos a tratamento cirúrgico, em comparação com apenas 11,9% no estudo de Stehr. As indicações são infecções recorrentes do trato urinário, comprometimento da função renal inferior a 20% e aumento da dilatação do ureter (163,164).

1.4.3. A válvula da uretra posterior :

As válvulas da uretra posterior são a causa mais comum de síndrome subvesical obstrutiva em rapazes (165). A incidência varia de 1/5000 nascimentos masculinos no estudo de Perks a 1/25000 no estudo de Atwel (166). Existem 3 tipos de UPV de acordo com a classificação de Young: o tipo I é o mais comum, encontrado em 95% dos casos. (Figura 28).

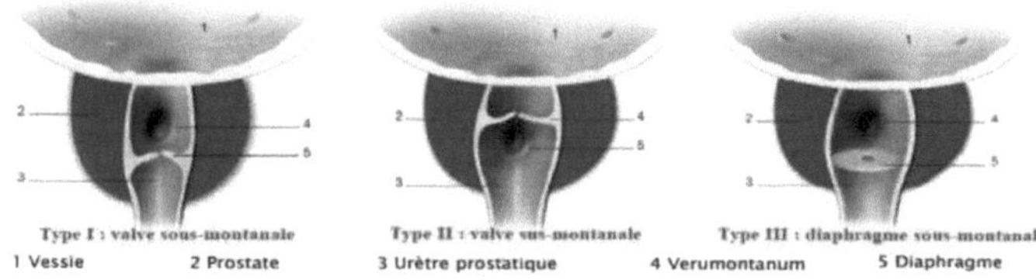

Figura 8: Classificação de Young

A gravidade desta uropatia malformativa reside na extensão do seu impacto no trato urinário superior, com um risco significativo de insuficiência renal terminal que varia entre 25 e 40% (167).

As UPV são diagnosticadas no período pré-natal em cerca de 18% dos casos na série tunisina, podendo esta taxa atingir os 30% nos países ocidentais.

Os sinais de alerta ecográficos são detectáveis a partir dos 20 dias de gestação, nomeadamente a dilatação bilateral das cavidades pielocalicinais, a bexiga dilatada com uma parede espessada e irregular e o oligohidrâmnio (168). O anamnios tem um mau prognóstico. Reflecte uma ausência de filtração renal, levantando receios de hipoplasia pulmonar secundária (166). A sensibilidade e a especificidade do diagnóstico pré-natal variam de acordo com o grau de obstrução e a presença de anomalias associadas (166).

O diagnóstico pré-natal permitiu modificar a evolução desta uropatia, com a proposta de interrupção médica da gravidez (IMG) nos casos graves (168).

Na ausência de um diagnóstico pré-natal, os sinais reveladores variam consoante a idade. No período neonatal, a combinação de uma bexiga anormalmente dura, micção gota a gota e um jato de urina fraco é o sinal mais comum. O diagnóstico também deve ser suspeitado na presença de infeção do trato urinário, ascite urinária ou desidratação com anorexia e vómitos (165).

A investigação radiológica baseia-se essencialmente na ecografia e na RCR, que revelam sinais diretos e indirectos das válvulas. A UCR pode também mostrar um RVU associado em 65% dos casos, bilateral em 50% dos casos. Estas UTRs desaparecem em 25 a 50% dos casos após a remoção da obstrução uretral (169,170).

O tratamento radical da VUP envolve a ressecção da válvula, que pode ser efectuada por via endoscópica. Enquanto se aguarda a ressecção, está indicada a drenagem vesical de urgência em caso de retenção, geralmente através de um cateter uretral, menos frequentemente um cateter suprapúbico. A drenagem do trato superior por nefrostomia percutânea está indicada em casos de sépsis e/ou insuficiência renal, para aliviar a hiperpressão renal e melhorar a função renal (170).

TRATAMENTO

1. TRATAMENTO :

1.1. Tratamento curativo :

O elevado risco de disseminação bacteriana nos recém-nascidos, o desconhecimento do estado anatómico do trato urinário durante um primeiro episódio de infeção e a frequência da associação com uropatias malformativas, nomeadamente a UVR, fazem da infeção do trato urinário neonatal uma verdadeira emergência terapêutica.

O objetivo do tratamento é esterilizar a urina e o parênquima renal, evitar a disseminação bacteriana, prevenir a recorrência e evitar a ocorrência de cicatrizes renais e insuficiência renal crónica a longo prazo (26,171).

Os antibióticos utilizados no tratamento das infecções do trato urinário (ITU) devem satisfazer um certo número de critérios: ação bactericida rápida, concentração urinária e renal muito elevada (8 a 10 vezes a CIM) para erradicar os depósitos intra-parenquimatosos e eliminação renal na forma ativa em concentrações elevadas (98).

A terapêutica antibiótica empírica deve ter em conta o perfil de resistência dos germes mais comuns do trato urinário (172).

As cefalosporinas de terceira geração são mais frequentemente activas contra a maioria dos germes encontrados nas infecções do trato urinário, em particular a E. coli e outras enterobacteriaceae (173).

A cefotaxima é o medicamento de eleição. A ceftriaxona está contra-indicada em bebés prematuros com uma idade pós-menstrual inferior a 41 semanas, em recém-nascidos de termo com hiperbilirrubinemia, devido ao risco de alteração da ligação à bilirrubina, e na infusão de soluções contendo cálcio, devido ao risco de precipitação de um sal de cálcio da ceftriaxona (174).

A terapia dupla cefotaxima-aminosídeo proporciona um efeito sinérgico, aumentando a taxa de ação bactericida e reduzindo o aparecimento de estirpes resistentes (175).

A produção de β-lactamases de espetro alargado (ESBL) por Enterobacteriaceae resistentes aumentou significativamente nos últimos anos (98,176). Os carbapenemes são o tratamento de referência para as infecções com bactérias ESBL, encontradas principalmente em hospitais (176,177), mas favorecem o aparecimento de estirpes ainda mais resistentes através da produção de carbapenemases (106). Os aminoglicosídeos permanecem activos na maioria dos casos neste tipo de infeção (176).

A hospitalização é sistemática para os recém-nascidos (79,99,178).

A terapêutica antibiótica é administrada por via parentérica, combinando cefotaxima na dose de 100 mg/kg/dia e um aminoglicosídeo, gentamicina na dose de 5 mg/kg/dia ou amicacina na dose de 15 mg/kg/dia. A duração recomendada da terapêutica dupla é de 4 a 5 dias, sendo a cefotaxima administrada durante 10 dias.

Se for reconhecida uma meningite associada, a dose de betalactamina deve ser duplicada e a duração do tratamento alargada para 21 dias (175).

Um estudo espanhol retrospetivo de Magin et al sobre recém-nascidos que apresentavam uma infeção do trato urinário. Foram excluídos os casos de meningite associada. Estes recém-nascidos foram tratados com uma terapia dupla (betalactamina + gentamicina) durante uma média de 4 dias por via parentérica com retransmissão oral, e não apresentaram qualquer falha terapêutica ou recorrência (179). Por este motivo, as novas recomendações suíças para o tratamento da infeção do trato urinário nos recém-nascidos indicam um tratamento parentérico inicial com retransmissão oral em função dos resultados do antibiograma da cultura de urina, de preferência com uma monoterapia orientada. Em caso de sépsis com bacteriemia, deve ser considerado o prolongamento da duração do tratamento parentérico. Em caso de resposta inadequada ao tratamento intravenoso, de vómitos ou de perturbações alimentares, o doente não deve ser transferido para o tratamento oral. Em crianças com doença renal aguda e/ou crónica, malformação renal ou urológica grave ou bexiga neurológica, deve ser considerado o tratamento intravenoso e a decisão de passar para a via oral deve ser discutida com o nefrologista, o urologista e o especialista em doenças infecciosas pediátricas (99).

1.2. Tratamento preventivo :

O tratamento preventivo baseia-se essencialmente em medidas de higiene e profilaxia antibiótica.

1.2.1. Medidas de higiene :

As medidas de higiene para os recém-nascidos são extrapoladas das recomendadas para os lactentes e crianças mais velhas.

- Recomenda-se uma boa hidratação para permitir micções frequentes e completas, uma vez que a esterilidade da urina é assegurada pelo esvaziamento regular da bexiga.
- Limpeza perineal com água e sabão uma vez por dia, uma vez que uma limpeza demasiado pequena ou demasiado grande pode perturbar a flora bacteriana e favorecer o desenvolvimento de

germes intestinais.

- Limpar da frente para trás
- A fimose predispõe a infecções do trato urinário. Em caso de recorrência de uma infeção urinária com fimose, é aconselhável aplicar um creme esteroide duas vezes por dia (180,181).

1.2.2. Profilaxia antibiótica :

Os antibióticos utilizados para prevenir infecções do trato urinário devem cumprir determinados critérios:

- ser ativo contra os germes uropatogénicos mais comuns
- ser ativo por via oral
- ser excretados em concentração suficiente na urina sob a forma nativa,
- ser bem tolerado e não conduzir ao aparecimento de estirpes resistentes
- garantir o cumprimento

As doses utilizadas para o tratamento preventivo são muito inferiores às utilizadas para o tratamento curativo, na ordem dos 20-30% das doses recomendadas para o tratamento curativo. Uma dose única por dia, de preferência à noite, é geralmente suficiente, pois permite que os antibióticos permaneçam na bexiga durante a noite (21,180).

Os antibióticos betalactâmicos e as quinolonas não são recomendados, pois favorecem o aparecimento de mutantes resistentes. É feita uma exceção para os recém-nascidos, nos quais é autorizada a utilização de amoxicilina (99).

Vários medicamentos pertencentes a diferentes classes de

antibióticos foram avaliados em crianças em termos de eficácia e segurança a longo prazo: (39,99,181,182)

- Cotrimoxazol (Bactrim®): Este é o antibiótico mais utilizado e estudado para a profilaxia urinária a longo prazo em crianças. A dose recomendada, recomendada pela Société Française de Néphrologie Pédiatrique, é de 10 mg/kg/d para o sulfametoxazol e 2 mg/kg/d para o trimetoprim, tomados uma vez por dia.

É contraindicado em bebés prematuros e recém-nascidos com menos de 1 mês de idade.

O cotrimoxazol não tem qualquer impacto na flora intestinal. É bem tolerado e raramente provoca efeitos secundários.

- Nitrofurantoína (Furadoïne®, Furadantine®): deixou de ser aprovada para uso pediátrico em França desde 1999, após a descoberta de um potencial mutagénico em animais. No entanto, algumas equipas continuam a prescrevê-la na dose de 1 a 2 mg/kg/dia, em dose única.

A nitrofurantoína não provoca o aparecimento de estirpes resistentes na flora fecal. Os seus efeitos adversos, nomeadamente náuseas e vómitos, levam à interrupção do tratamento em determinados casos. A nitrofurantoína está contra-indicada em recém-nascidos com menos de 1 mês de idade.

- A nitroxolina (Nibiol®) é prescrita numa dose de 10 mg/kg/dia. A suspensão oral já não é comercializada, o que limita a sua utilização em crianças pequenas. Este medicamento tem autorização de comercialização para crianças a partir dos 6 anos.

- A amoxicilina (Clamoxyl® e genéricos) pode ser utilizada em bebés com menos de 2 meses de idade na dose de 20mg/kg/D duas vezes por dia. Tendo em conta o aparecimento de estirpes resistentes, a sua utilização nesta indicação deve ser discutida (40% das estirpes de E. coli isoladas nas cidades de França são resistentes à amoxicilina).

- Cefaclor (Alfatil® e genéricos): pertence à família das cefalosporinas de 1ª geração. Está indicado, nomeadamente, para recém-nascidos e lactentes jovens com diagnóstico pré-natal de uropatia malformativa, na dose de 3 a 5 mg/kg/dia, tomada diariamente, e é bem tolerado. Este composto tem sido utilizado mais recentemente, mas os estudos prospectivos sobre esta indicação são quase inexistentes.

- Cefixima (Oroken® e genéricos): pertence à família das cefalosporinas de 3ª geração. A dose recomendada é de 2mg/kg/d em 1 dose diária. É contra-indicada em bebés prematuros e recém-nascidos.

A profilaxia antibiótica continua a ser um assunto controverso na literatura, com uma série de dados confusos. Terá provado a sua eficácia? A profilaxia antibiótica deve ser contínua, sequencial ou intermitente? Qual é a duração ideal e quando é que a profilaxia antibiótica deve ser interrompida?

1.2.3. Prevenção cirúrgica: circuncisão :

O prepúcio é colonizado durante a infância e a primeira infância por bactérias, incluindo estirpes de *Proteus mirabilis,* espécies de *Pseudomonas, Klebsiella, Serratia* e *Escherichia coli*, que podem causar infecções do trato urinário em recém-nascidos (183).

De acordo com uma meta-análise de Singh-Grewal et al, que incluiu um ensaio aleatório e 11 estudos observacionais, a prevalência de infecções do trato urinário foi reduzida em 90% nos bebés circuncidados. Numa meta-análise mais recente de 14 estudos realizada por Skaikh et al, a prevalência de ITU febris em bebés com menos de três meses de idade foi de 7,5% nas raparigas, 2,4% nos rapazes circuncidados e 20,1% nos rapazes não circuncidados.

Estima-se que a prevenção de uma única infeção do trato urinário requeira a circuncisão de 111 a 125 recém-nascidos normais. Nos rapazes de maior risco, com infecções recorrentes do trato urinário ou uropatia subjacente, a circuncisão pode ser mais benéfica (184).

EVOLUÇÃO

1. EVOLUÇÃO :

1.1. Desenvolvimento imediato:

A evolução clínica pode ser favorável, com apirexia no 2º-3º dia e desaparecimento da síndrome inflamatória biológica antes do fim do tratamento (21). Neste caso, já não é recomendada uma ECBU de seguimento (185,186).

Se não houver melhoria clínica após 48-72 horas, o doente deve ser investigado para detetar uma complicação, como um abcesso renal, resistência primária ou secundária aos antibióticos ou outra localização da infeção (79,187).

1.2. Recorrências :

A taxa de recorrência da infeção do trato urinário nos 6 a 12 meses após o primeiro episódio varia entre 20 e 48% nos vários estudos (188). Na série de Anoukoum, 16% das crianças tiveram uma recorrência (189).

1.3. Tendências a longo prazo :

Os danos no parênquima renal podem levar à formação de cicatrizes renais, que, por sua vez, podem levar à hipertensão ou à insuficiência renal. Este risco está associado ao atraso no tratamento e à presença de uropatia malformativa. O risco é tanto maior quanto mais precoce for o primeiro episódio de infeção do trato urinário, sobretudo no período neonatal (190-192). A incidência de cicatrizes renais após uma infeção do trato urinário varia de região para região, oscilando entre 26,5% na Austrália e 49% na Ásia (193). A presença de refluxo vesico-ureteral associado aumenta o risco de cicatrização renal pós-infecciosa (193). Esta cicatriz está associada a um risco estimado de 10% de desenvolver insuficiência renal crónica na idade adulta (21). Segundo Manich et al, na presença de lesões renais pós-infecciosas, o risco de desenvolver hipertensão arterial pode atingir 26%. Este risco aumenta na presença de cicatrizes renais bilaterais ou extensas, de RTU bilateral e no sexo masculino. Por conseguinte, é essencial um acompanhamento a longo prazo (190). Na ausência de um consenso, a medição anual da tensão arterial e o rastreio anual da microalbuminúria podem ser suficientes (194).

CONCLUSÃO

A infeção do trato urinário é uma doença comum nos recém-nascidos. Saber como diagnosticá-la precocemente e tratá-la adequadamente ajuda a prevenir a formação de cicatrizes nos rins e o desenvolvimento de hipertensão e insuficiência renal.

O tratamento precoce e adequado da infeção do trato urinário neonatal pode prevenir o desenvolvimento de lesões parenquimatosas e reduzir a morbilidade e a mortalidade a longo prazo. Assim, propomos um protocolo de tratamento da infeção do trato urinário em recém-nascidos:

1- Cuidados preventivos :

O tratamento preventivo baseia-se na higiene alimentar e no tratamento das uropatias malformativas descobertas durante a ecografia pré-natal.

- ➢ Medidas higiénicas e dietéticas :
  - Recomenda-se uma boa hidratação para permitir micções frequentes e completas, uma vez que a esterilidade da urina é assegurada pelo esvaziamento regular da bexiga.
  - Limpeza perineal com água e sabão uma vez por dia, uma vez que uma limpeza demasiado pequena ou demasiado grande pode perturbar a flora bacteriana e favorecer o desenvolvimento de germes intestinais.
  - Limpar da frente para trás
  - A fimose predispõe a infecções do trato urinário. Em caso de recorrência de infecções urinárias com fimose, é aconselhável aplicar um creme esteroide duas vezes por dia.
- ➢ Tratamento da dilatação do trato urinário descoberta durante a

ecografia pré-natal:

No caso de dilatação do trato urinário descoberta no período pré-natal, deve ser realizada uma ecografia renal nos D5-J7 de vida ou nas primeiras 48 horas de vida no caso de dilatação grave do trato urinário, suspeita de uma válvula uretral posterior, dilatação bilateral ou num único rim.

No final deste exame ecográfico, o tratamento será orientado de acordo com o DAP pielico e as anomalias associadas do trato urinário na ecografia.

(Figura 29).

- Tratamento das principais uropatias diagnosticadas no período neonatal :

Tentámos estabelecer um protocolo de tratamento para as uropatias mais comuns: refluxo vesicoureteral (Figura 30), válvula uretral posterior (Figura 31), síndrome da junção (Figura 32) e mega ureter obstrutivo (Figura 33).

2- Tratamento curativo :

- Hospitalização sistemática
- Confirmação bacteriológica: ECBU
- Exame biológico: hemograma, PCR e creatinina.
- Hemocultura seguida de terapia dupla intravenosa com cefotaxima + aminoglicosídeo durante 5 dias
- Repetir per os de acordo com os resultados do antibiograma, exceto em caso de resposta inadequada ao tratamento intravenoso (vómitos ou distúrbios alimentares) e em crianças com doença renal aguda e/ou crónica ou malformações renais ou urológicas

graves.

- Duração total do tratamento: 10 dias (excluindo complicações ou meningite associada)
- Ecografia renal sistemática: à distância da infeção urinária ou após 48 horas de tratamento: em caso de sépsis, oligúria, deterioração da função renal ou ausência de melhoria clínica após 48 horas de tratamento.
- UCR o mais rapidamente possível em casos de infeção atípica do trato urinário, infeção recorrente do trato urinário, anomalias na ecografia renal ou história familiar de refluxo vesico-ureteral.
- Cintigrafia DMSA: após o episódio infecioso de 4 a 6 meses: em caso de infeção do trato urinário atípica ou recorrente, ou em caso de anomalias ecográficas.
- Cintigrafia MAG3 em casos de suspeita de uropatia obstrutiva

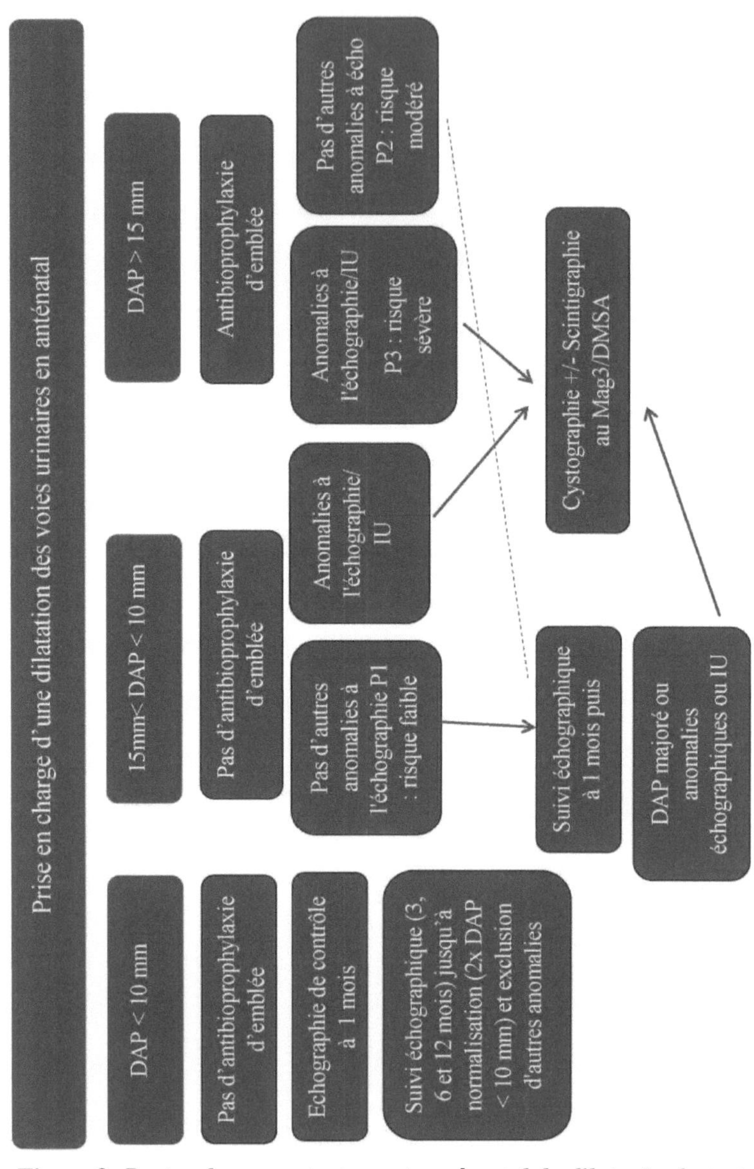

Figura 9: Protocolo para o tratamento pré-natal da dilatação do trato urinário

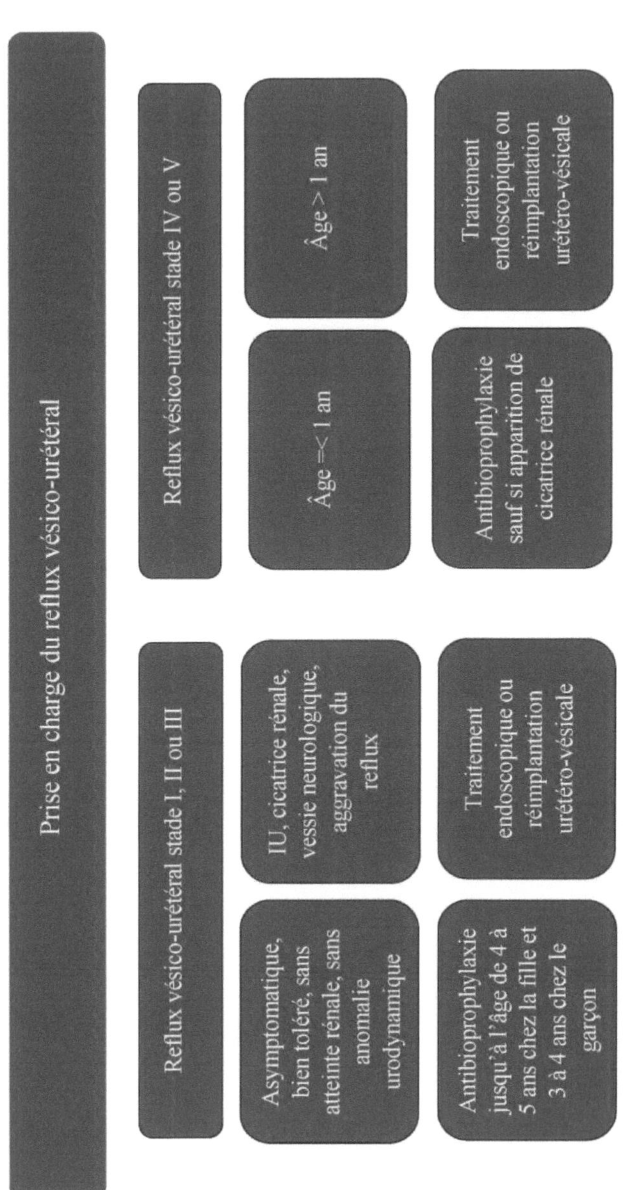

Figura 10: Protocolo de gestão do refluxo vesicoureteral

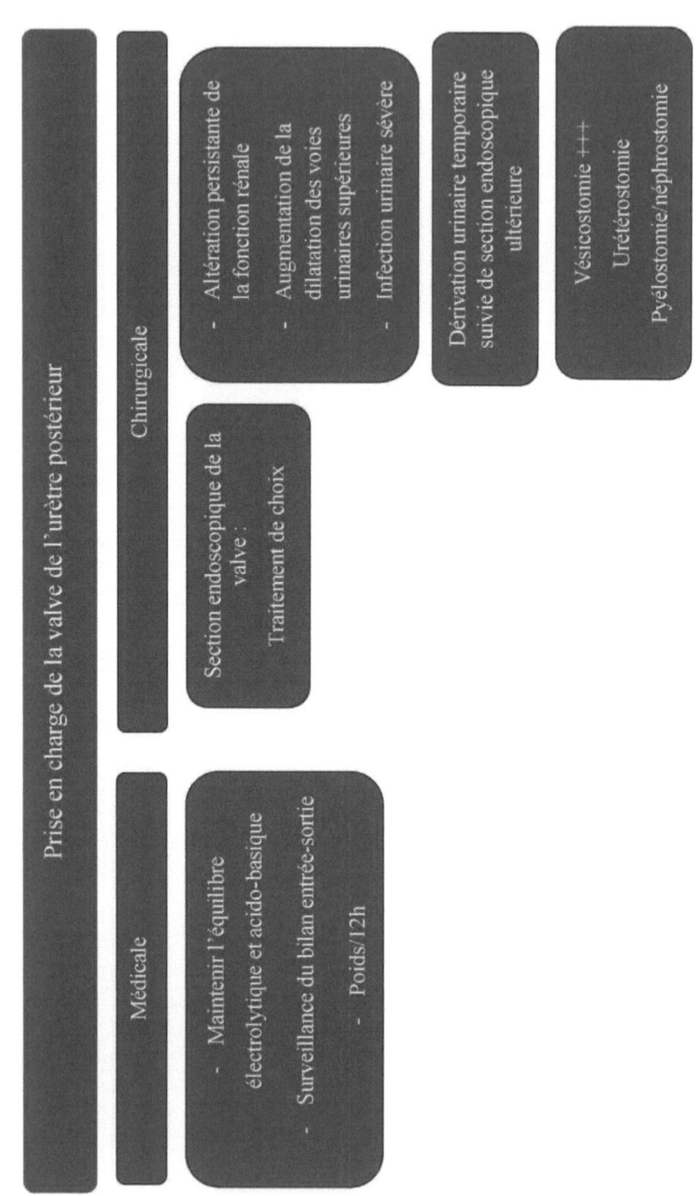

Figura 11: Protocolo para o tratamento da válvula da uretra posterior

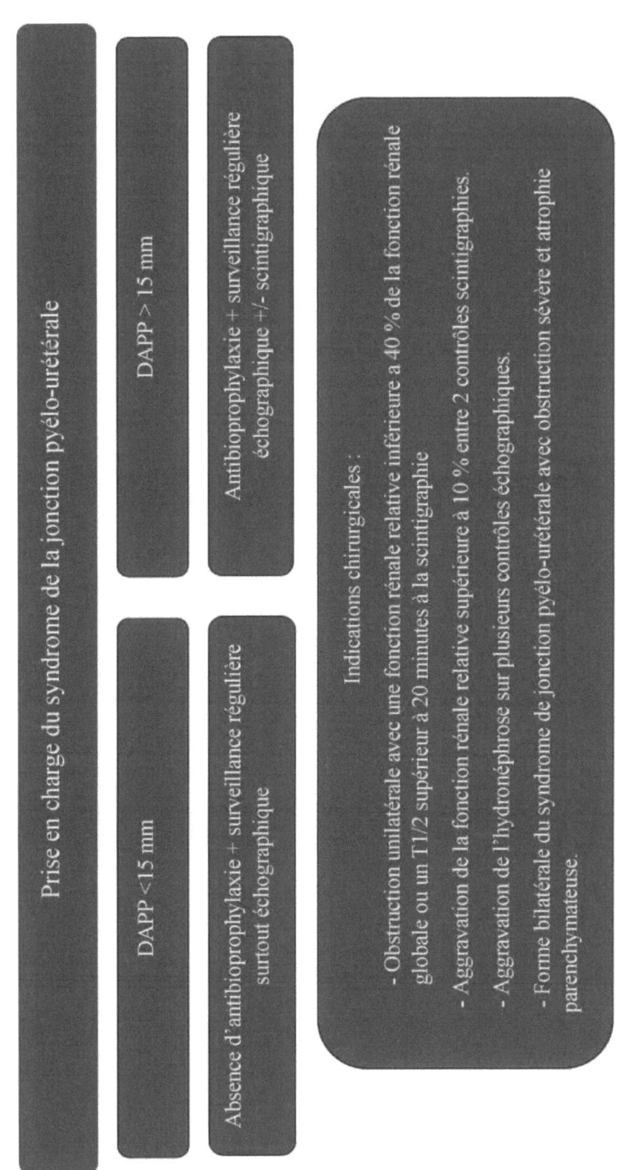

Figura 12: Protocolo para o tratamento da síndrome da junção pieloureteral

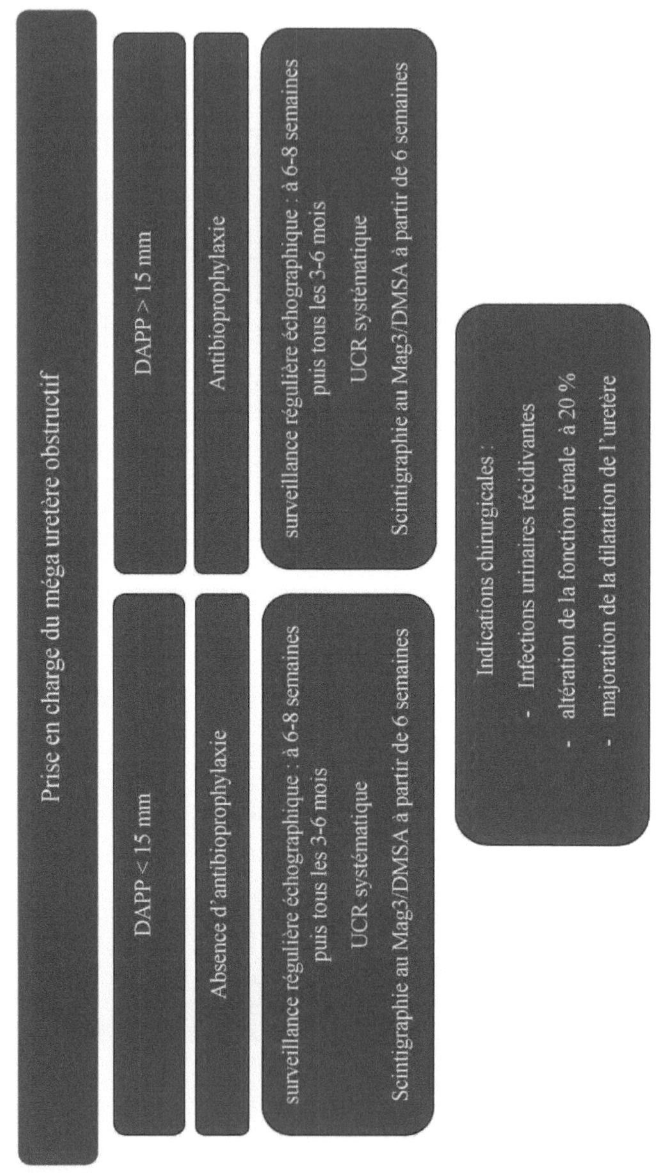

Figura 13: Protocolo de tratamento do mega ureter obstrutivo

REFERÊNCIAS

1. López Sastre JB, Ramos Aparicio A, Coto Cotallo GD, Fernández Colomer B, Crespo Hernández M. Infeção do trato urinário no recém-nascido: estudos clínicos e de radioimagem. Pediatric Nephrology. 2007;22(10):1735-41.

2. Youssef D, Elfateh H, Sedeek R, Seleem S. Epidemiology of urinary tract infection in neonatal intensive care unit: A single center study in Egypt (Epidemiologia da infeção do trato urinário na unidade de cuidados intensivos neonatais: um estudo num único centro no Egito). Jornal da Academia de Ciências Médicas. 2012;2(1):25.

3. Atmani S, Aouragh R, Bouharrou A, Hida M. Neonatal urinary tract infection: a case report of 23 patients. J Pediatr Pueric. 2007 Apr;20(2):70-3.

4. Gérard M, Diakite B, Bedu A, Titti I, Mariani-Kurkdjian P, Lotmann H, et al. L'infection urinaire du nouveau-né. Archives de Pédiatrie. 1998 Jan;5:254S-259S.

5. BEGUE.P; S.BARON. Infeção do trato urinário. Pathologies infectieuses de l'enfant. 1988. p. 340-1.

6. Sarici SU, Kul M, Alpay F. Icterícia neonatal coincidente com ou resultante de infecções do trato urinário? Pediatrics. 2003 Nov 1;112(5):1212-3.

7. Dumas R. Infecções do trato urinário: particularidades pediátricas. Rev Prat. 1990;40(29):2763-6.

8. Bergstrom T, Larson H, Winberg J. Studies of urinary tract infections in infancy and childhood (Estudos sobre infecções do trato urinário na infância). J Pediatr. 1972 May;80(5):855-7.

9. Tripathi S, Malik G. Neonatal Sepsis: past, present and future; a review article. Jornal da Internet de Atualização Médica - EJOURNAL. 2010 Jul 6;5(2):45-54.

10. Riskin A, Toropine A, Bader D, Hemo M, Srugo I, Kugelman A. Justifica-se a inclusão de culturas de urina em avaliações precoces (<72

horas) de sepse neonatal de bebês a termo e pré-termo tardio? Am J Perinatol. 2012 Nov 12;30(06):499-504.

11. Kaufman J, Temple-Smith M, Sanci L. Infecções do trato urinário em crianças: uma visão geral do diagnóstico e da gestão. BMJ Paediatr Open. 2019 Set 24;3(1).

12. Lin CW, Chiou YH, Chen YY, Huang YF, Hsieh KS, Sung PK. Infeção do trato urinário em neonatos. Clinical Neuroscience. 1999;6(2):1-4.

13. Shaw KN, Gorelick M, McGowan KL, Yakscoe NM, Schwartz JS. Prevalence of Urinary Tract Infection in Febrile Young Children in the Emergency Department (Prevalência de infeção do trato urinário em crianças pequenas febris no departamento de emergência). Pediatrics. 1 de agosto de 1998;102(2):e16-e16.

14. Cataldi L, Zaffanello M, Gnarra M, Fanos V. Infeção do trato urinário no recém-nascido e no lactente: estado da arte. The Journal of Maternal-Fetal & Neonatal Medicine. 2010 Oct;23(S3):90-3.

15. Bonadio W, Maida G. Urinary Tract Infection in Outpatient Febrile Infants Younger than 30 Days of Age (Infeção do trato urinário em bebés febris ambulatórios com menos de 30 dias de idade). Jornal de Doenças Infecciosas Pediátricas. 2014 Apr;33(4):342-4.

16. Ismaili K, Lolin K, Damry N, Alexander M, Lepage P, Hall M. Febrile Urinary Tract Infections in 0- to 3-Month-Old Infants: A Prospective Follow-Up Study. J Pediatr. 2011 Jan;158(1):91-4.

17. Downey LC, Benjamin DK, Clark RH, Watt KM, Hornik CP, Laughon MM, et al. Concordância da infeção do trato urinário com culturas positivas de sangue e líquido cefalorraquidiano na unidade de cuidados intensivos neonatais. Journal of Perinatology. 2013 Apr 30;33(4):302-6.

18. Littlewood JM. 66 bebés com infeção do trato urinário no primeiro mês de vida. Arch Dis Child. 1972 Abr 1;47(252):218-26.

19. Capdevila Cogul E, Martín Ibáñez I, Mainou Cid C, Toral Rodríguez E, Cols Roig Mf, Agut Quijano T, et al. Primeira infeção do trato

urinário em lactentes saudáveis: epidemiologia, diagnóstico e tratamento. An Esp Pediatr. 2001 Oct;55(4):310-4.

20. Iacobelli S, Bonsante F, Guignard JP. Infecções do trato urinário em pediatria. Archives de Pédiatrie. 2009 Jul;16(7):1073-9.

21. Soufi M. Infeção do trato urinário em recém-nascidos. Tese de doutoramento em medicina. Faculdade de Medicina de Sousse; 2012.

22. Oukkadi A. Infeção do trato urinário em recém-nascidos: 54 casos. Tese de doutoramento em medicina. Faculdade de Medicina, Monastir; 2006.

23. Leumann EP. Infecções do trato urinário em bebés e crianças. Med Hyg (Geneve). 1989;47:3101-6.

24. Piot M, Chouraqui JP, François JP, et al. Diagnóstico da infeção do trato urinário no período neonatal. Méd Infant. 1982;89(5):519-28.

25. Sayah A. Infecções urinárias no período neonatal. Tese de doutoramento em medicina. Faculdade de Medicina de Sousse; 1997.

26. Hallab L. Infecções do trato urinário em recém-nascidos (89 casos). Tese de doutoramento em medicina. Faculdade de Medicina e Farmácia de Casablanca; 2006.

27. Dechelette E, François P, Baudain P, Joannard A, Prost-Celse MH, Bost M. L'infection urinaire du nouveau-né à propos de 140 cas. Estudo clínico, bacteriológico e radiológico. J Agrégés. 1980;12:485-92.

28. Bilgen H, Ozek E, Unver T, Biyikli N, Alpay H, Cebeci D. Infeção do trato urinário e hiperbilirrubinemia. Turk J Pediatr. 2006;48(1):51-5.

29. Xinias I, Demertzidou V, Mavroudi A, Kollios K, Kardaras P, Papachristou F, et al. Os níveis de bilirrubina predizem alterações da cortical renal em recém-nascidos ictéricos com infeção do trato urinário. World Journal of Pediatrics. 2009 Feb 21;5(1):42-5.

30. Mutlu M, Çayir Y, Asian Y. Infecções do trato urinário em recém-nascidos com iterícia nas primeiras duas semanas de vida. Jornal

Mundial de Pediatria. 21 de maio de 2014;10(2):164-7.

31. Ozcan M, Sarici SÜ, Yurdugül Y, Akpinar M, Altun D, Ozcan B, et al. Associação entre iterícia neonatal idiopática precoce e infecções do trato urinário. Clin Med Insights Pediatr. 2017;11.

32. Naveh Y, Friedman A. Infeção do trato urinário com iterícia. Pediatrics. 1978 Oct;62(4):524-5.

33. Perrin LP. Icterícia após infeção do trato urinário em neonatos. Tese de doutoramento em medicina. Faculdade de Medicina de Limoges; 1994.

34. Biyikli NK, Alpay H, Ozek E, Akman I, Bilgen H. Infecções do trato urinário neonatais: Análise dos pacientes e recorrências. Pediatrics International. 2004 Feb;46(1):21-5.

35. Bauer S, Eliakim A, Pomeranz A, Regev R, Litmanovits I, Arnon S, et al. Urinary tract infection in very low birth weight preterm infants. Pediatric Infectious Disease Journal. 2003 May;22(5):426-9.

36. Mathieu H. Infeção do trato urinário. Néphrologie pédiatrique, Flammarion, médecine science, Paris1983 :133-55.

37. Janvier F, Mbongo-Kama E, Mérens A, Cavallo JD. Dificuldades de interpretação do exame citobacteriológico da urina. Revue Francophone des Laboratoires. 2008 Nov;2008(406):51-9.

38. Courcol R, Marmonier A, Piemont Y. As dificuldades de interpretação do exame citobacteriológico das urinas. Revue Française des Laboratoires. 2005 Feb;2005(370):21-5.

39. Comité de Melhoria da Qualidade da Academia Americana de Pediatria. Subcomité de Infeção do Trato Urinário. Parâmetro prático: o diagnóstico, tratamento e avaliação da infeção inicial do trato urinário em bebés febris e crianças pequenas. Pediatrics. 1999;103(4):843-52.

40. Lamy C, Blanc P. Prélèvement d'urine : des recommandations à la pratique, quel impact sur la douleur de l'enfant? In: 19e Journées La douleur de l'enfant Quelles réponses? 2012. p. 111-7.

41. Rao S. Um novo método de recolha de urina; almofada e alarme sensível à humidade. Arch Dis Child. 2003 Sep 1;88(9):836-836.

42. Diviney J, Jaswon MS. Métodos de recolha de urina e teste de vareta em crianças não treinadas em casa de banho. Pediatric Nephrology. 2021 Jul 12;36(7):1697-708.

43. Hadjipanayis A, Grossman Z, del Torso S, van Esso D, Dornbusch HJ, Mazur A, et al. Gestão atual dos cuidados primários de crianças com idades compreendidas entre 1 e 36 meses com infecções do trato urinário na Europa: inquérito em grande escala sobre a prática pediátrica. Arch Dis Child. 2015 Apr;100(4):341-7.

44. Newman TB, Bernzweig JA, Takayama JI, Finch SA, Wasserman RC, Pantell RH. Urine Testing and Urinary Tract Infections in Febrile Infants Seen in Office Settings (Testes de urina e infecções do trato urinário em bebês febris atendidos em consultórios). Arch Pediatr Adolesc Med. 2002 Jan 1;156(1):44-54.

45. Alam MT, Coulter JBS, Pacheco J, Correia JB, Ribeiro MGB, Coelho MFC, et al. Comparação das taxas de contaminação da urina utilizando três métodos diferentes de colheita: clean-catch, almofada de algodão e saco de urina. Ann Trop Paediatr. 2005 março 18;25(1):29-34.

46. Liaw LCT. Recolha domiciliária de urina para cultura de bebés através de três métodos: inquérito sobre as preferências dos pais e taxas de contaminação bacteriana. BMJ. 2000 May 13;320(7245):1312-3.

47. Feasey S. Os pensos de recolha de urina de Newcastle são adequados como meio de recolha de amostras de bebés? Paediatr Nurs. 1999 Nov 1;11(9): 17-21.

48. Macfarlane PI, Ellis R, Hughes C, Houghton C, Lord R. Pensos de recolha de urina: as amostras são fiáveis para a bioquímica e microscopia da urina? Pediatric Nephrology. 28 de fevereiro de 2005;20(2):170-9.

49. Vernon S, Redfearn A, Pedler SJ, Lambert HJ, Coulthard MG. Recolha de urina em pensos higiénicos. The Lancet. 1994 Aug;344(8922):612.

50. Ahmad T, Vickers D, Campbell S, Coulthard MG, Pedler S. Recolha de urina de fraldas descartáveis. The Lancet. 1991 Sep;338(8768):674-6.

51. Rao S. Um novo método de recolha de urina; almofada e alarme sensível à humidade. Arch Dis Child. 2003 Sep 1;88(9):836-836.

52. Butler CC, Sterne JAC, Lawton M, O'Brien K, Wootton M, Hood K, et al. Nappy pad urine samples for investigation and treatment of UTI in young children: The "DUTY" prospective diagnostic cohort study. British Journal of General Practice. 2016 Jul 1;66(648):e516-24.

53. Hay AD, Birnie K, Busby J, Delaney B, Downing H, Dudley J, et al. The Diagnosis of Urinary Tract infection in Young children (DUTY): um estudo observacional prospetivo de diagnóstico para derivar e validar um algoritmo clínico para o diagnóstico de infeção do trato urinário em crianças que se apresentam aos cuidados primários com uma doença aguda. Health Technol Assess (Rockv). 2016 Jul;20(51):1-294.

54. Altuntas N, Celebi Tayfur A, Kocak M, Razi HC, Akkurt S. Recolha de urina limpa a meio do percurso em recém-nascidos: um estudo aleatório controlado. Eur J Pediatr. 1 de maio de 2015;174(5):577-82.

55. Macfarlane PI, Houghton C, Hughes C. Pad urine collection for ear ly childhood urinary-tract infection. The Lancet. 1999 Aug;354(9178):571.

56. Tosif S, Baker A, Oakley E, Donath S, Babl FE. Taxas de contaminação de diferentes métodos de recolha de urina para o diagnóstico de infecções do trato urinário em crianças pequenas: Um estudo de coorte observacional. J Paediatr Child Health. 2012 Ago;48(8):659-64.

57. Ho IVA, Lee CH, Fry M. Um estudo piloto comparativo prospetivo que compara a almofada de recolha de urina com a técnica de recolha de urina limpa em crianças não treinadas para urinar. Int Emerg Nurs. 2014 Apr;22(2):94-7.

58. Teo S, Cheek JA, Craig S. Melhorando as taxas de contaminação de

captura limpa: um estudo de coorte intervencionista prospetivo. EMA - Emergency Medicine Australasia. 2016 Dez 1;28(6):698-703.

59. Tosif S, Kaufman J, Fitzpatrick P, Hopper SM, Hoq M, Donath S, et al. Colheita de urina limpa: Tempo gasto e implicações diagnósticas. Um estudo observacional prospetivo. J Paediatr Child Health. 2017 Out;53(10):970-5.

60. Herreros Fernandez ML, Gonzalez Merino N, Tagarro Garcia A, Perez Seoane B, de la Serna Martinez M, Contreras Abad MT, et al. Uma nova técnica para a recolha rápida e segura de urina em recém-nascidos. Arch Dis Child. 2013 Jan 1;98(1):27-9.

61. Kumar R, . N, Rudrappa S. Recolha de urina de captura limpa a meio do fluxo em recém-nascidos: uma técnica não invasiva e segura. Int J Contemp Pediatrics. 2019 Feb 23;6(2):349.

62. Labrosse M, Levy A, Autmizguine J, Gravel J. Avaliação de uma nova estratégia para urina limpa em bebés. Pediatria. 2016 Set 1;138(3).

63. Valleix-Leclerc M, Bahans C, Tahir A, Faubert S, Fargeot A, Abouchi S, et al. Avaliação prospetiva de uma técnica de estimulação da bexiga para induzir a micção em crianças não continentais. Archives de Pediatrie. 2016 August 1;23(8):815-9.

64. Kaufman J, Fitzpatrick P, Tosif S, Hopper SM, Donath SM, Bryant PA, et al. Recolha de urina mais rápida e limpa (método Quick-Wee) em bebés: Randomised controlled trial. BMJ. 2017;357.

65. Weill O, Labrosse M, Levy A, Desjardins MP, Trottier ED, Gravel J. Ultrassom no local de atendimento antes da tentativa de coleta de urina limpa em bebês: Um estudo controlado randomizado. Jornal Canadiano de Medicina de Emergência. 2019 Set 1;21(5):646-52.

66. Raymond J, Sauvestre C. Diagnóstico microbiológico das infecções do trato urinário em crianças. Interesse dos testes rápidos. Archives de Pédiatrie. 1998 Jan;5:260S-265S.

67. Eliacik K, Kanik A, Yavascan O, Alparslan C, Kocyigit C, Aksu N, et al. A Comparison of Bladder Catheterization and Suprapubic

Aspiration Methods for Urine Sample Collection From Infants With a Suspected Urinary Tract Infection (Comparação entre Cateterização da Bexiga e Métodos de Aspiração Suprapúbica para Recolha de Amostras de Urina de Bebés com Suspeita de Infeção do Trato Urinário). Clin Pediatr (Phila). 2016 Aug;55(9):819-24.

68. Kozer E, Rosenbloom E, Goldman D, Lavy G, Rosenfeld N, Goldman M. Pain in Infants Who Are Younger Than 2 Months During Suprapubic Aspiration and Transurethral Bladder Catheterization: A Randomized, Controlled Study. Pediatrics. 2006 Jul 1;118(1):e51-6.

69. Watson AR. Infeção do trato urinário na primeira infância. Journal of Antimicrobial Chemotherapy. 1 de agosto de 1994;34(suppl A):53-60.

70. McTaggart S, Danchin M, Ditchfield M, Hewitt I, Kausman J, Kennedy S, et al. KHA-CARI guideline: Diagnosis and treatment of urinary tract infection in children. Nephrology. 2015 Feb;20(2):55-60.

71. Ammenti A, Alberici I, Brugnara M, Chimenz R, Guarino S, la Manna A, et al. Recomendações italianas actualizadas para o diagnóstico, tratamento e acompanhamento da primeira infeção febril do trato urinário em crianças pequenas. Vol. 109, Ata Paediatrica, International Journal of Paediatrics. Blackwell Publishing Ltd; 2020. p. 236-47.

72. Roberts KB, Downs SM, Finnell SME, Hellerstein S, Shortliffe LD, Wald ER, et al. Infeção do trato urinário: Diretriz de prática clínica para o diagnóstico e tratamento da ITU inicial em bebés e crianças febris dos 2 aos 24 meses. Vol. 128, Pediatrics. 2011. p. 595-610.

73. Peniakov M, Antonelli J, Naor O, Miron D. Redução da Contaminação de Amostras de Urina Obtidas por Cateterização In-Out através da Cultura do Fluxo de Urina Posterior. Pediatr Emerg Care. 2004 junho;20(6):418-9.

74. Karacan C, Erkek N, Senel S, Akin Gunduz S, Catli G, Tavil B. Avaliação dos métodos de colheita de urina para o diagnóstico de infeção do trato urinário em crianças. Princípios e práticas médicas. 2010 março;19(3):188-91.

75. Al-Orifi F, McGillivray D, Tange S, Kramer MS. Cultura de urina a

partir de amostras de sacos em crianças pequenas: os riscos são demasiado elevados? J Pediatr. 2000 agosto;137(2):221-6.

76. Herreros ML, Tagarro A, García-Pose A, Sánchez A, Cañete A, Gili P. Accuracy of a new clean-catch technique for diagnosis of urinary tract infection in infants younger than 90 days of age. Paediatr Child Health. 2015 August 1;20(6):e30-2.

77. Mori R, Lakhanpaul M, Verrier-Jones K. Diagnosis and management of urinary tract infection in children: summary of NICE guidance (Diagnóstico e tratamento da infeção do trato urinário em crianças: resumo das orientações do NICE). BMJ. 2007 Aug 25;335(7616):395-7.

78. Pezzlo M. Laboratory diagnosis of urinary tract infections: Guidelines, challenges, and innovations (Diagnóstico laboratorial das infecções do trato urinário: orientações, desafios e inovações). Clin Microbiol Newsl. 2014 Jun 15;36(12):87-93.

79. Infeção do trato urinário em menores de 16 anos: diagnóstico e tratamento Diretriz NICE. 2022.

80. Dosquet P. Leucocitúria-bacteriúria: orientação diagnóstica. Rev Part. 1992;42(9):1193-4.

81. Kurul §, Simons SHP, Ramakers CRB, de Rijke YB, Kornelisse RF, Reiss IKM, et al. Associação de biomarcadores inflamatórios com a evolução clínica subsequente na suspeita de sépsis de início tardio em recém-nascidos pré-termo. Crit Care. 2021 Dec 6;25(1):12.

82. Reinhart K, Meisner M, Brunkhorst FM. Markers for Sepsis Diagnosis: What is Useful? Crit Care Clin. 2006 Jul;22(3):503-19.

83. Weitkamp JH, Aschner JL. Diagnostic Use of C-Reactive Protein (CRP) in Assessment of Neonatal Sepsis (Uso Diagnóstico da Proteína C-Reativa (PCR) na Avaliação da Sepse Neonatal). Neoreviews. 2005 Nov 1;6(11):e508-15.

84. Gendrel D. Infeção do trato urinário e marcadores biológicos: proteína C-reactiva, interleucinas e procalcitonina. Archives de Pédiatrie. 1998

Jan;5:269S- 273S.

85. Heches X, Pignol M, van Ditzhuyzen O, Koffi B. Interleukin 6 or interleukin 8? Uma ajuda ao diagnóstico precoce da infeção bacteriana em recém-nascidos com menos de 12 horas de vida. Immuno-analysis & Specialised Biology. 2000 Sept;15(5):346-53.

86. Marik PE. Definição de sépsis: ainda não é altura de abandonar a SIRS? Crit Care Med. 2002 março;30(3):706-8.

87. Liu S, Hou Y, Cui H. Valores clínicos da deteção precoce de procalcitonina sérica, proteína C-reactiva e glóbulos brancos em recém-nascidos com doenças infecciosas. Pak J Med Sci. 2016 Nov 15;32(6): 1326-9.

88. Prat C, Dominguez J, Rodrigo C, Giminez M, Azuara M, Jiminez O, et al. Valores elevados de procalcitonina sérica correlacionam-se com cicatrizes renais em crianças com infeção do trato urinário. Pediatric Infectious Disease Journal. 2003 May;22(5):438-42.

89. Chiesa C, Panero A, Rossi N, Stegagno M, de Giusti M, Osborn JF, et al. Fiabilidade das Concentrações de Procalcitonina para o Diagnóstico de Sépsis em Neonatos em Estado Crítico III. Clinical Infectious Diseases. 1998 março;26(3):664-72.

90. Gervaix A, Pugin J. Utilidade da medição da procalcitonina plasmática em adultos e crianças. Rev Med Suisse. 2005;1:872-7.

91. Smolkin V, Koren A, Raz R, Colodner R, Sakran W, Halevy R. Procalcitonin as a marker of acute pyelonephritis in infants and children. Pediatric Nephrology. 2002 junho 8;17(6):409-12.

92. Benador N, Siegrist CA, Gendrel D, Greder C, Benador D, Assicot M, et al. Procalcitonin Is a Marker of Severity of Renal Lesions in Pyelonephritis. Pediatrics. 1998 Dec 1;102(6):1422-5.

93. Hirano T. Interleukin 6 and its Recetor: Ten Years Later (Interleucina 6 e seu Recetor: Dez Anos Depois). Int Rev Immunol. 1998 Jan 10;16(3-4):249-84.

94. Mathelier-Fusade P, Delers F, Engler R. Interleukin-8. Immuno-

analyse & Biologie Spécialisée. 1990 Dec;5(6):9-13.

95. Baggiolini M, Loetscher P, Moser B. Interleukin-8 and the chemokine family. Int J Immunopharmacol. 1995 Feb;17(2):103-8.

96. Roilides E, Papachristou F, Gioulekas E, Tsaparidou S, Karatzas N, Sotiriou J, et al. Increased Urine Interleukin-6 Concentrations Correlate with Pyelonephritic Changes on Tc-Dimercaptosuccinic Acid Scans in Neonates with Urinary Tract Infections. J Infect Dis. 1999 Sep;180(3):904-7.

97. Dunand O, Ulinski T, Bensman A. Infecções do trato urinário em crianças. EMC - Pediatria - Doenças Infecciosas. 2008 Jan;3(3):1-7.

98. Clark CJ, Kennedy WA, Shortliffe LD. Urinary Tract Infection in Children: When to Worry (Infeção do trato urinário em crianças: quando se preocupar). Urologic Clinics of North America. 5 de maio de 2010;37(2):229-41.

99. Buettcher M, Trueck J, Niederer-Loher A, Heininger U, Agyeman P, Asner S, et al. Correção a: Recomendações de consenso suíço sobre infecções do trato urinário em crianças. Eur J Pediatr. 2021 1 de março;180(3):675-7.

100. Cochat P, Bacchetta J. Refluxo vesico-ureteral: a abordagem do nefrologista. Archives de Pédiatrie. 2009 junho;16(6):909-11.

101. Mazzi S, Rohner K, Hayes W, Weitz M. Timing of voiding cystourethrography after febrile urinary tract infection in children: A systematic review. Vol 105, Arquivos de Doenças na Infância. Grupo Editorial BMJ; 2020. p. 264-9.

102. Craig JC, Knight JF, Sureshkumar P, Lam A, Onikul E, Roy LP. Vesicoureteric reflux and timing of micturating cystourethrography after urinary tract infection. Arch Dis Child. 1997 março 1;76(3):275-7.

103. McDonald A, Scranton M, Gillespie R, Mahajan V, Edwards GA. Voiding Cystourethrograms and Urinary Tract Infections: How Long to Wait? Pediatrics. 1 de abril de 2000;105(4):e50-e50.

104. Mahant S, To T, Friedman J. Timing of voiding cystourethrogram in the investigation of urinary tract infections in children. J Pediatr. 2001 Oct;139(4):568-71.

105. Condamin MC, Meyrier A. Contribuições da imagiologia atual para o diagnóstico da pielonefrite aguda. Ultrassonografia, tomografia computorizada e cintigrafia. Med Mal Infect. 1991 Feb;21(2):89-95.

106. Millner R, Becknell B. Infecções do trato urinário. Pediatr Clin North Am. 2019 Feb;66(1):1-13.

107. Stein R, Dogan HS, Hoebeke P, Kocvara R, Nijman RJM, Radmayr C, et al. Infecções do Trato Urinário em Crianças: Diretrizes da EAU/ESPU. Eur Urol. 2015 March;67(3):546-58.

108. Bensman A. Pielonefrite aguda em crianças: que investigações? Journées Parisiennes de Pédiatrie. 2000;299-302.

109. Dunand O, Ulinski T, Bensman A. Infecções do trato urinário em crianças. EMC - Pediatria - Doenças Infecciosas. 2008 Jan;3(3):1-7.

110. Stokland E, Hellstrom M, Jakobsson B, Sixt R. Imagiologia da cicatrização renal. Ata Paediatr. 2007 Jan 2;88:13-21.

111. Perli Goldraich N, Goldraich IH. Followup of Conservatively Treated Children with High and Low Grade Vesicoureteral Reflux: A Prospective Study (Acompanhamento de Crianças Tratadas Conservadoramente com Refluxo Vesicoureteral de Alto e Baixo Grau: Um Estudo Prospetivo). Journal of Urology. 1992 Nov;148(5):1688-92.

112. Pappas JN, Donnelly LF, Frush DP. Reduced Frequency of Sedation of Young Children with Multisection Helical CT. Radiology. 2000 junho;215(3):897-9.

113. Borthne A, Nordshus T, Reiseter T, Geitung JT, Gjesdal KI, Babovic A, et al. MR urography: the future gold standard in paediatric urogenital imaging? Pediatr Radiol. 1999 August 23;29(9):694-701.

114. Nolte-Ernsting CC, Bücker A, Adam GB, Neuerburg JM, Jung P, Hunter DW, et al. Urografia excretora por RM com gadolínio após

injeção de diurético em dose baixa: comparação com a urografia excretora convencional. Radiology. 1998 Oct;209(1):147-57.

115. Kahloul N, Charfeddine L, Fatnassi R, Amri F. Uropatias malformativas em crianças: cerca de 71 casos. J Pediatr Pueric. 2010 junho;23(3):131-7.

116. Radet C, Champion G, Grimal I, Duverne C, Coupris L, Ginies JL, et al. Uropathies malformatives de diagnostic anténatal: prise en charge néonatale et devenir de 100 enfants nés entre 1988 et 1990 au CHU d'Angers. Archives de Pédiatrie. 1996 Nov;3(11):1069-78.

117. Bouchaala F. Uropatias malformativas na criança: 33 casos. Tese de doutoramento em medicina. Faculdade de Medicina de Sfax; 1983.

118. Mhiri R, Jlidi S, Khemakhem R, Boukadi A, ben Khalif A, Cadhi A, et al. Mega-ureter obstrutivo primário em crianças. Cerca de 34 observações. Revista de Pediatria. 2001;11(6):299-305.

119. Ozel A, Alici Davutoglu E, Erenel H, Karsli MF, Korkmaz SO, Madazli R. Outcome after prenatal diagnosis of fetal urinary tract abnormalities: A tertiary center experience. Jornal da Associação Ginecológica Turco-Alemã. 2018 Abr 4;19(4):206-9.

120. Stocks A, Richards D, Frentzen B, Richard G. Correlation of Prenatal Renal Pelvic Anteroposterior Diameter with Outcome in Infancy (Correlação do diâmetro anteroposterior pélvico renal pré-natal com o resultado na infância). Journal of Urology. 1996;155(3):1050-2.

121. Nguyen HT, Benson CB, Bromley B, Campbell JB, Chow J, Coleman B, et al. Consenso multidisciplinar sobre a classificação da dilatação do trato urinário pré-natal e pós-natal (sistema de classificação UTD). J Pediatr Urol. 2014 Dec;10(6):982-98.

122. Tekgül S, Riedmiller H, Hoebeke P, Kocvara R, Nijman RJM, Radmayr C, et al. Diretrizes da EAU sobre Refluxo Vesicoureteral em Crianças. Eur Urol. 2012 Sep;62(3):534-42.

123. Arlen AM, Cooper CS. Controvérsias no manejo do refluxo vesicoureteral. Curr Urol Rep. 2015 Sep 22;16(9):64.

124. Hajiyev P, Burgu B. Contemporary Management of Vesicoureteral Reflux (Gestão contemporânea do refluxo vesicoureteral). Eur Urol Focus. 2017 Abr 1;3(2-3):181-8.

125. Michele Brophy M, Austin PF, Yan Y, Coplen DE. Vesicoureteral Reflux and Clinical Outcomes in Infants With Prenatally Detected Hydronephrosis (Refluxo Vesicoureteral e Resultados Clínicos em Bebés com Hidronefrose Detectada no Pré-Natal). Journal of Urology. 2002 Oct;168(4 Part 2): 1716-9.

126. Phan V, Traubici J, Hershenfield B, Stephens D, Rosenblum ND, Geary DF. Refluxo vesicoureteral em bebés com hidronefrose pré-natal isolada. Pediatric Nephrology. 2003 Dec 1;18(12):1224-8.

127. Elder JS, Peters CA, Arant BS, Ewalt DH, Hawtrey CE, Hurwitz RS, et al. Pediatric Vesicoureteral Reflux Guidelines Panel Summary Report on the Management of Primary Vesicoureteral Reflux in Children. Journal of Urology. 1997 May;157(5):1846-51.

128. Williams G, Wei L, Lee A, Craig JC. Long-term antibiotics for preventing recurrent urinary tract infection in children (Antibióticos a longo prazo para prevenir infecções recorrentes do trato urinário em crianças). In: Williams G, editor. Cochrane Database of Systematic Reviews. Chichester, Reino Unido: John Wiley & Sons, Ltd; 2006.

129. Williams G, Craig JC. Prevention of recurrent urinary tract infection in children (Prevenção de infecções recorrentes do trato urinário em crianças). Curr Opin Infect Dis. 2009 Feb;22(1):72-6.

130. Colen J, Docimo SG, Stanitski K, Sweeney DD, Wise B, Brandt P, et al. Dysfunctional elimination syndrome is a negative predictor for vesicoureteral reflux. J Pediatr Urol. 2006 Aug;2(4):312-5.

131. Greenfield SP. Antibiotic Prophylaxis in Pediatric Urology: An Update (Profilaxia antibiótica em urologia pediátrica: uma atualização). Curr Urol Rep. 2011 Apr 13;12(2):126-31.

132. Greenfield SP, Chesney RW, Carpenter M, Moxey-Mims M, Nyberg L, Hoberman A, et al. Vesicoureteral Reflux: the RIVUR Study and the Way Forward. Journal of Urology. 2008 Feb;179(2):405-7.

133. Brandstrom P, Nevéus T, Sixt R, Stokland E, Jodal U, Hansson S. O Estudo Sueco de Refluxo em Crianças: IV. Danos renais. Journal of Urology. 2010 Jul;184(1):292-7.

134. Montini G, Rigon L, Zucchetta P, Fregonese F, Toffolo A, Gobber D, et al. Prophylaxis After First Febrile Urinary Tract Infection in Children? A Multicenter, Randomized, Controlled, Noninferiority Trial. Pediatrics. 2008 Nov 1;122(5):1064-71.

135. Pennesi M, Travan L, Peratoner L, Bordugo A, Cattaneo A, Ronfani L, et al. Is Antibiotic Prophylaxis in Children With Vesicoureteral Reflux Effective in Preventing Pyelonephritis and Renal Scars? A Randomized, Controlled Trial. Pediatrics. 1 de junho de 2008;121(6):e1489-94.

136. Garin EH, Olavarria F, Nieto VG, Valenciano B, Campos A, Young L. Clinical Significance of Primary Vesicoureteral Reflux and Urinary Antibiotic Prophylaxis After Acute Pyelonephritis: A Multicenter, Randomized, Controlled Study. Pediatrics. 1 de março de 2006;117(3):626-32.

137. Brandstrom P, Esbjorner E, Herthelius M, Swerkersson S, Jodal U, Hansson S. O ensaio sueco de refluxo em crianças: III. Padrão de infeção do trato urinário. Journal of Urology. 2010 Jul;184(1):286-91.

138. Puri P, Granata C. Multicenter Survey of endoscopic treatment of vesicoureteral reflux using polytetrafluoroethylene (Estudo multicêntrico do tratamento endoscópico do refluxo vesicoureteral com politetrafluoroetileno). Journal of Urology. 1998 Sep;160(3):1007-11.

139. Steyaert H, Sattonnet C, Bloch C, Jaubert F, Galle P, Valla JS. Migração de partículas de pasta de PTFE para o rim após tratamento de refluxo vesico-ureteral. BJU Int. 2000 Jan;85(1):168-9.

140. Lightner DJ. Review of the available urethral bulking agents. Curr Opin Urol. 2002 Jul;12(4):333-8.

141. Elder JS, Diaz M, Caldamone AA, Cendron M, Greenfield S, Hurwitz R, et al. Terapia endoscópica para refluxo vesicoureteral: uma meta-

análise. I. Resolução do Refluxo e Infeção do Trato Urinário. Journal of Urology. 2006 Feb;175(2):716-22.

142. Holmdahl G, Brandstrom P, Lackgren G, Sillén U, Stokland E, Jodal U, et al. The Swedish Reflux Trial in Children: II. Vesicoureteral Reflux Outcome. Journal of Urology. 2010 Jul;184(1):280-5.

143. Merrot T, Ouedraogo I, Hery Géraldine, Alessandrini P. Resultados preliminares: tratamento endoscópico do refluxo vesicoureteral em crianças: estudo prospetivo comparativo Deflux®/Coaptite®. Progrés en Urologie. 2005;15:1114-9.

144. Carpentier PJ, Bettink PJ, Hop WCJ, Schroder FH. Reflux-A Retrospective Study of 100 Ureteric Reimplantations by the Politano-Leadbetter Method and 100 by the Cohen Technique. Journal of Urology. 1983 Apr;129(4):889-889.

145. Sillén U. Refluxo vesicoureteral em bebés. Pediatric Nephrology. 1999 May 19;13(4):355-61.

146. Peycelon M, Audry G. O papel da cirurgia no tratamento do refluxo. Doença vesico-ureteral em crianças. Arquivos de Pediatria. 2009 Dez;16(12):1598-602.

147. Tanagho EA. Revisão cirúrgica da junção ureterovesical incompetente: uma análise crítica das técnicas e requisitos. Br J Urol. 1970 Aug;42(4):410-24.

148. Cortesse A, Cariou C. Nefro-ureterectomia. EMC Techniques chirurgicales - Urologie. 2002;41-120.

149. Schanstra J, Bascands JL. Fisiopatologia da uropatia obstrutiva: a contribuição dos animais geneticamente modificados. Archives of Paediatrics. 2003 Oct;10(10):903-10.

150. Gohimont N, Muteganya R, Tondeur M. Role of radio-isotopic functional imaging in the work-up of pyelo-ureteral junction syndrome in children. Rev Med Brux. 2020 Feb 1;41(1):10-8.

151. Choi YH, Cheon JE, Kim WS, Kim IO. Ultrassonografia da hidronefrose no recém-nascido: uma revisão prática. Ultrasonography.

2016 Jul 1;35(3):198-211.

152. Menon P, Rao KLN, Sodhi KS, Bhattacharya A, Saxena AK, Mittal BR. Hydronephrosis: Comparison of extrinsic vessel versus intrinsic ureteropelvic junction groups and a plea against the vascular hitch procedure. J Pediatr Urol. 2015 Apr;11(2):80.e1-80.e6.

153. Audry G, de Vries P, Bonnard A. Particularidades do tratamento da anomalia da junção pieloureteral em crianças. Ann Urol (Paris). 2006 Feb;40(1):28-38.

154. Hyh Rantomalala M, Rabarijaona A, Rakotoarisoa B, Razafindramboa H, Radesa FS. Transposição ureteral para tratar a síndrome da junção pieloureteral através do cruzamento do pedículo polar inferior: relato de um caso. Med Afr Noire. 2003;50(8-9):377-9.

155. Buisson P, Ricard J, Boudailliez B, Canarelli JP. Evolução do tratamento da síndrome da junção pieloureteral. Archives de Pédiatrie. 2003 março;10(3):215-20.

156. Amadou I, Coulibaly Y, Coulibaly O, Keita M, Coulibaly M, Coulibaly Y, et al. Síndrome da Junção Pyélo-Urétérale: Aspectos Clínicos e Terapêuticos no CHU Gabriel Toure. Ciências da Saúde e da Doença. 2018;19(3):69-72.

157. Tlemsani Maghraoui Z. Síndrome da junção pieloureteral (38 casos). Tese de doutoramento em medicina. Faculdade de Medicina e Farmácia, Rabat; 2021.

158. Descotes JL. Tratamento da estenose da junção pieloureteral no adulto. Progrès en Urologie. 2013 Nov;23(14):1172-6.

159. Harrow BR, Bagrodia A, Olweny EO, Faddegon S, Cadeddu JA, Gahan JC. Função Renal Após Pieloplastia Laparoendoscópica de Local Único. Journal of Urology. 2013 Aug;190(2):565-9.

160. Diakité ML, Coulibaly Y, Berthé HJG, Merrot T, Chaumoitre K, Alessandrini P, et al. Megaureter obstrutivo primário: estratégias terapêuticas em cerca de 30 casos. Jornal Africano de Urologia. 2013 junho;19(2):107-12.

161. WILLIAMS DI, HULME-MOIR I. MEGAURETER OBSTRUTIVO PRIMÁRIO. Br J Urol. 1970 Apr;42(2): 140-9.

162. Brown T, Mandell J, Lebowitz R. Neonatal hydronephrosis in the era of sonography. American Journal of Roentgenology. 1987 May 1;148(5):959-63.

163. Ghanmi S, ben Hamouda H, Krichene I, Soua H, Ayadi A, Souissi MM, et al. Gestão e evolução de mega-ureteres primários descobertos no período pré-natal. Progrès en Urologie. 2011 Jul;21(7):486-91.

164. Chertin B, Pollack A, Koulikov D, Rabinowitz R, Shen O, Hain D, et al. Long-term follow up of antenatally diagnosed megaureters. J Pediatr Urol. 2008 junho;4(3):188-91.

165. Stamilio DM, Morgan MA. DIAGNÓSTICO DE ANOMALIAS RENAIS FETAIS. Obstet Gynecol Clin North Am. 1998 Sep;25(3):527-52.

166. Gargah T, Gharbi Y, ben Moussa M, Kaabar N, Lakhoua MR. Valves of the posterior urethra. A Propos de 44 Cas. Tunis Med. 2010;88(08):557-62.

167. Perks AE, MacNeily AE, Blair GK. Válvulas da uretra posterior. J Pediatr Surg. 2002 Jul;37(7):1105-7.

168. Papillard S, Grapin C, Montagne JP. Dilatação do trato urinário identificada no período pré-natal: conduta do diagnóstico pós-natal. Archives de Pédiatrie. 2006 março;13(3):299-301.

169. Allouch G. Uropatias de rastreio pré-natal: 4 anos de experiência, 147 pacientes. J Urol (Paris). 1993;99(1):11-5.

170. Khemakhem R, ben Ahmed Y, Mefteh S, Jlidi S, Charieg A, Louati H, et al. Válvulas da uretra posterior: cerca de 38 casos. J Pediatr Pueric. 2012 Oct;25(5):242-8.

171. Traisman ES. Manejo clínico das infecções do trato urinário. Pediatr Ann. 2016 Apr;45(4):e108-11.

172. Balighian E, Burke M. Infecções do trato urinário em crianças. Pediatr

Rev. 2018 Jan 1;39(1):3-12.

173. Schlager TA. Urinary Tract Infections in Infants and Children (Infecções do Trato Urinário em Bebés e Crianças). Mulvey MA, Stapleton AE, Klumpp DJ, editores. Microbiol Spectr. 2016 Oct;4(5):69-77.

174. Buxeraud J, Faure S. Cefalosporinas. Actualités Pharmaceutiques. 2021 junho;60(607):S24-7.

175. Gaudelus J. Tratamento antibiótico da pielonefrite aguda: que tratamento deve ser proposto? Archives de Pédiatrie. 1999 Jan;6(2):S403-5.

176. Cohen R, Raymond J, Faye A, Gillet Y, Grimprel E. Management of urinary tract infections in children. Recomendações do Grupo de Patologia Infecciosa Pediátrica da Sociedade Pediátrica Francesa e da Sociedade de Patologia Infecciosa de Língua Francesa. Archives de Pédiatrie. 2015 junho;22(6):665-71.

177. Delbet JD, Lorrot M, Ulinski T. Uma atualização sobre a nova profilaxia e tratamento antibiótico para infecções do trato urinário em crianças. Expert Opin Pharmacother. 2017 Oct 13;18(15):1619-25.

178. Cohen R, Raymond J, Launay E, Gillet Y, Minodier P, Dubos F, et al. Tratamento antimicrobiano de infecções do trato urinário em crianças. Archives de Pédiatrie. 2017 Dec;24(12):S22-5.

179. Magin EC, Garcia-Garcia JJ, Sert SZ, Giralt AG, Cubells CL. Eficácia do Antibiótico Intravenoso de Curto Prazo em Neonatos com Infeção do Trato Urinário. Pediatr Emerg Care. 2007 Feb;23(2):83-6.

180. Nathanson S, Deschênes G. Profilaxia antibiótica urinária. Archives de Pédiatrie. 2002 May;9(5):511-8.

181. Beetz R, Bachmann H, Gatermann S, Keller H, Kuwertz-Broking E, Misselwitz J, et al. Urinary tract infections in infancy and childhood: consensus recommendations for diagnosis, therapy and prophylaxis. Urologe. 2007 Feb;46(2):112-23.

182. O tratamento da infeção do trato urinário em crianças. Drug Ther Bull.

1997 Set 1;35(9):65-9.

183. Simforoosh N, Tabibi A, Khalili SAR, Soltani MH, Afjehi A, Aalami F, et al. A circuncisão neonatal reduz a incidência de infeção assintomática do trato urinário: Um grande estudo prospetivo com acompanhamento a longo prazo utilizando Plastibell. J Pediatr Urol. 2012 Jun;8(3):320-3.

184. Sorokan ST, Finlay JC, Jefferies AL. Circuncisão neonatal. Paediatr Child Health. 2015 agosto 1;20(6):316-20.

185. Oreskovic NM, Sembrano EU. Repetir culturas de urina em crianças que são admitidas com infecções do trato urinário. Pediatrics. 2007 Feb 1;119(2):e325-9.

186. Currie ML, Mitz L, Raasch CS, Greenbaum LA. Follow-up Urine Cultures and Fever in Children With Urinary Tract Infection (Culturas de Urina e Febre em Crianças com Infeção do Trato Urinário). Arch Pediatr Adolesc Med. 2003 Dec 1;157(12):1237-40.

187. Ajrafi M. Infection urinaire febriles de l'enfant du diagnostic à la prise en charge. Tese de doutoramento em medicina. Faculdade de Medicina e Farmácia de Rabat; 2022.

188. Heffner VA, Gorelick MH. Pediatric Urinary Tract Infection (Infeção do Trato Urinário Pediátrico). Clin Pediatr Emerg Med. 2008 Dec;9(4):233-7.

189. Anoukoum T, Agbodjan-Djossou O, Atakouma YD, Bakonde B, Folligan K, Boukari B, et al. Aspectos epidemiológicos e etiológicos da infeção do trato urinário em crianças no departamento de pediatria do CHU-Campus de Lomé (Togo). Ann Urol (Paris). 2001;35(3):178-84.

190. Sinha MD, Postlethwaite RJ. Urinary tract infections and the long-term risk of hypertension. Current Paediatrics. 2003 Dec;13(7):508-12.

191. Sedberry-Ross S, Pohl HG. Urinary tract infections in children (Infecções do trato urinário em crianças). Curr Urol Rep. 2008 March 9;9(2):165-71.

192. Smyth AR, Judd BA. Compliance with antibiotic prophylaxis in urinary tract infection. Arch Dis Child. 1993 Feb 1;68(2):235-6.

193. Faust WC, Diaz M, Pohl HG. Incidence of Post-Pyelonephritic Renal Scarring: A Meta-Analysis of the Dimercapto-Succinic Acid Literature. Journal of Urology. 2009 Jan;181(1):290-8.

194. Jakobsson B, Berg U, Svensson L. Renal scarring after acute pyelonephritis. Arch Dis Child. 1994 Feb 1;70(2):111-5.

RESUMO

A infeção neonatal do trato urinário (NUTI) é uma doença única caracterizada pelos seus sintomas clínicos não específicos, que são muitas vezes enganadores, e pela sua associação frequente com uropatia malformativa. A infeção do trato urinário é uma doença que requer atenção médica imediata devido ao seu potencial para levar a complicações graves. O reconhecimento precoce dos sintomas, o diagnóstico exato e o tratamento adequado são essenciais para preservar a saúde renal e geral do recém-nascido. A prevenção através de uma boa higiene e da monitorização dos recém-nascidos em risco também ajuda a reduzir a incidência desta infeção. Em suma, uma abordagem proactiva e sistemática é crucial para garantir o bem-estar dos doentes mais jovens.

Conclusão: A infeção do trato urinário continua a ser uma condição preocupante nos recém-nascidos. Saber como preveni-la e tratá-la a tempo pode reduzir a sua morbilidade e mortalidade.

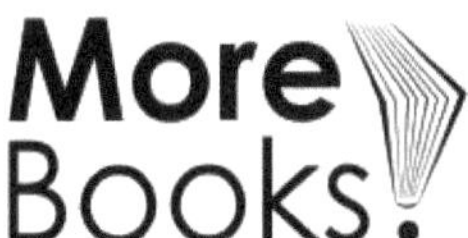

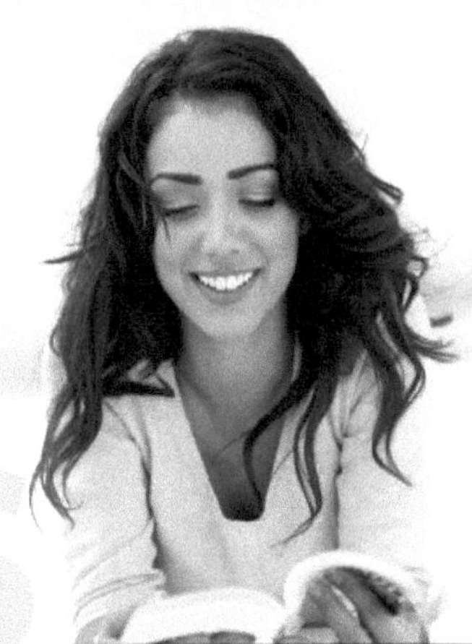

I want morebooks!

Buy your books fast and straightforward online - at one of world's fastest growing online book stores! Environmentally sound due to Print-on-Demand technologies.

Buy your books online at
www.morebooks.shop

Compre os seus livros mais rápido e diretamente na internet, em uma das livrarias on-line com o maior crescimento no mundo! Produção que protege o meio ambiente através das tecnologias de impressão sob demanda.

Compre os seus livros on-line em
www.morebooks.shop

info@omniscriptum.com
www.omniscriptum.com

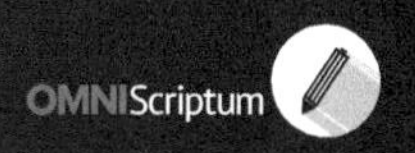

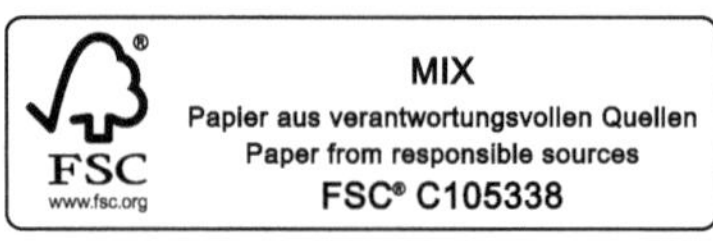

Printed by Books on Demand GmbH, Norderstedt / Germany